UTB 3512

W0375965

Eine Arbeitsgemeinschaft der Verlage

Böhlau Verlag · Wien · Köln · Weimar
Verlag Barbara Budrich · Opladen · Farmington Hills
facultas.wuv · Wien
Wilhelm Fink · München
A. Francke Verlag · Tübingen und Basel
Haupt Verlag · Bern · Stuttgart · Wien
Julius Klinkhardt Verlagsbuchhandlung · Bad Heilbrunn
Mohr Siebeck · Tübingen
Nomos Verlagsgesellschaft · Baden-Baden
Orell Füssli Verlag · Zürich
Ernst Reinhardt Verlag · München · Basel
Ferdinand Schöningh · Paderborn · München · Wien · Zürich
Eugen Ulmer Verlag · Stuttgart
UVK Verlagsgesellschaft · Konstanz, mit UVK / Lucius · München
Vandenhoeck & Ruprecht · Göttingen · Oakville
vdf Hochschulverlag AG an der ETH Zürich

UTB Profile

Eni Becker

Angst

Ernst Reinhardt Verlag München Basel

Prof. Dr. *Eni Becker* lehrt Klinische Psychologie an der Radboud Univ. Nijmegen, Niederlande.

Hinweis: Soweit in diesem Werk eine Dosierung, Applikation oder Behandlungsweise erwähnt wird, darf der Leser zwar darauf vertrauen, dass die Autoren große Sorgfalt darauf verwandt haben, dass diese Angabe dem Wissensstand bei Fertigstellung des Werkes entspricht. Für Angaben über Dosierungsanweisungen und Applikationsformen oder sonstige Behandlungsempfehlungen kann vom Verlag jedoch keine Gewähr übernommen werden. – Die Wiedergabe von Gebrauchsnamen, Handelsnamen, Warenbezeichnungen usw. in diesem Werk berechtigt auch ohne besondere Kennzeichnungen nicht zu der Annahme, dass solche Namen im Sinne der Warenzeichen- und Markenschutz-Gesetzgebung als frei zu betrachten wären und daher von jedermann benutzt werden dürften.

Bibliografische Information der Deutschen Nationalbibliothek

Die Deutsche Nationalbibliothek verzeichnet diese Publikation in der Deutschen Nationalbibliografie; detaillierte bibliografische Daten sind im Internet über <http://dnb.d-nb.de> abrufbar.

UTB-ISBN 978-3-8252-3512-3

Printed in Germany
Reihenkonzept und Umschlagentwurf: Alexandra Brand
Umschlagumsetzung: Atelier Reichert, Stuttgart
Satz: Arnold & Domnick, Leipzig

Ernst Reinhardt Verlag, Kemnatenstr. 46, D-80639 München
Net: www.reinhardt-verlag.de E-Mail: info@reinhardt-verlag.de

Inhalt

Einführung

Hauptteil

Anhang

Einführung

Angst ist ein Gefühl, das jeder von uns kennt – und doch würden die meisten von uns gerne auf diese Bekanntschaft verzichten. Angststörungen sind die am häufigsten vorkommenden psychischen Störungen. Die Betroffenen kämpfen oft viele Jahre, und manchmal vergeblich, gegen ihre Ängste an. Der große Hilfsbedarf kommt auch in der hohen Zahl der Verschreibungen von → Anxiolytika zum Ausdruck. Angststörungen werden häufig von Abhängigkeitsproblemen und Depressionen begleitet und führen zu einem deutlichen Verlust an Lebensqualität. Die Kosten für das Gesundheitssystem sind enorm, und das persönliche Leid ist immens. Patienten würden oft alles dafür geben, um von ihren Ängsten befreit zu werden.

Doch könnten wir ohne Angst leben? Grundsätzlich ist Angst eine biologisch sinnvolle Reaktion mit hohem Überlebenswert. Sie dient der Signalisierung und Vermeidung von Gefahr. Nicht nur Menschen, sondern auch Tiere kennen Angst und zeigen dabei ganz ähnliche körperliche Symptome wie Menschen. Eine so universale Emotion muss also einen Nutzen haben. Ohne Angst würden wir wahrscheinlich nicht lange leben, schnell hätte ein Auto uns erfasst oder anderes Unglück uns ereilt. Außerdem kann Angst der Motivation dienen. So kann sie uns beispielsweise dazu bringen, vor Prüfungen das ausreichende Pensum zu lernen.

Da Angst in so vielfältigen Situationen auftritt und sich hinter vielen verschiedenen Masken verbergen kann, ist es häufig schwer, sie klar zu definieren. Es gibt eine heftige wissenschaftliche Diskussion, ob der Begriff „Angst“ überhaupt sinnvoll ist (z. B. Hallam, 1985). Obwohl jeder das Gefühl der Angst kennt, ist es dennoch schwierig, sich zu einigen, was genau mit dem Begriff gemeint ist. Es besteht Übereinstimmung, dass es sich bei Angst um eine unangenehme Emotion handelt, und dass sie mit erhöhter Erregung einhergeht. Doch selbst hinter dieser, scheinbar allgemeingültigen Definition, verbergen sich Widersprüche. Wenn Angst so unangenehm ist, warum sind dann Achterbahnen oder Horrorfilme so beliebt? Und auch die erhöhte Erregung kommt nicht immer bei Angst oder sogar bei Angststörungen vor. Doch wie äußert sich Angst? Gemeinhin wird sie auf vier verschiedenen Ebenen beschrieben:

- subjektive Ebene: Gefühle, subjektives Empfinden,
- kognitive Ebene: Gedanken und kognitive Symptome,
- physiologische Ebene: körperliche Vorgänge, Hormonausschüttungen,
- motorische Ebene: motorisches Verhalten

Grundsätzlich müssen nicht auf allen vier Ebenen Veränderungen spürbar sein, um von Angst sprechen zu können. Somit können auch nur Gedanken und Gefühle von Angst auftreten, ohne dass es zu einer spürbar körperlichen Reaktion kommt oder gar zu motorischen Verhalten. Oft gehen jedoch die Veränderungen auf den verschiedenen Ebenen miteinander einher.

Angst als Vorbereitung auf Gefahren

Evolutionsgeschichtlich betrachtet bereitet Angst uns auf eine Gefahr vor, d. h. man stellt sich auf Flucht oder Kampf ein. Die physiologischen Prozesse sollen eine schnelle Reaktion ermöglichen, wie z. B. zu fliehen oder zu kämpfen. Bei Angst erhöht sich der Herzschlag, die peripheren Blutgefäße verengen sich, der Blutdruck steigt. Die Muskeln werden nun besonders gut mit Blut versorgt, um schnelles Laufen oder Kampf zu ermöglichen. Die Atmung beschleunigt sich, so dass der Organismus ausreichend mit Sauerstoff versorgt wird. Die Pupillen erweitern sich, um das Sehen zu verbessern. All diese physiologischen Veränderungen dienen der kurzzeitigen Aktivierung des Organismus in einer lebensbedrohlichen Situation.

In unserem heutigen Alltag aber sind wir solchen Situationen meistens nicht mehr ausgesetzt. Statt mit einem Tiger kämpfen wir z. B. damit, eine Rede halten zu müssen. Hier hilft uns die körperliche Reaktion auf Kampf oder Flucht nicht, im Gegenteil, sie kann hinderlich werden. Dass wir schwitzen, unser Herz rast und uns die Hände zittern, stört unsere Konzentration und verstärkt das Gefühl der Angst noch. Für manche ist dies der Beginn des Teufelskreises der Angst. Die erlebte Angst ist nicht mehr funktional, und es kann sich eine Angststörung entwickeln.

Angst als Motor des Denkens?

Was ist also in der heutigen Zeit der Nutzen der Angst? Die Meinungen gehen hier stark auseinander: Viele denken, dass Angst uns schützt, andere argumentieren, dass unsere Fähigkeit, uns anzupassen und für die Zukunft zu planen, gerade von der Angst erst ermöglicht wird. Sie meinen, dass Angst die Wurzel des Menschseins an sich ist. Die Rolle der Angst geht damit weit über einen Überlebensmechanismus hinaus. Ihr kommt eine umfassende Aufgabe verbunden mit dem Denken zu. Diese Verbindung wurde in den 1980er Jahren aufgegriffen und plötzlich sehr aktuell. Mit den Kognitiven Therapien wurden neue erfolgreiche Behandlungen für die Angststörungen gefunden. Gleichzeitig brachte die kognitive Psychologie unser Verständnis für den Zusammenhang zwischen Emotionen und Kognitionen vorwärts. Nie war diese Verbindung so fruchtbar wie im Bereich der Angstforschung. Angst beinhaltet das Zusammenspiel von Aufmerksamkeit, Wahrnehmung, Schlussfolgern und Gedächtnis auf einzigartige Weise. Viele dieser Prozesse finden statt, ohne dass sie uns bewusst werden, aber beeinflussen unser Verhalten dennoch stark.

Bezüglich der Behandlung der Angststörungen werden interessante und neue Ansätze entwickelt, welche teilweise direkt aus der kognitiven Forschung entstanden sind. Diese neuen Ideen führen dazu, dass sich unsere Sicht auf die Psychopathologie und die Therapie verändert. Angst ist somit aus wissenschaftlicher Sicht eines der zentralen Forschungsgebiete und aus gesellschaftlicher Sicht immer noch eines unserer größten Probleme.

Angst, Furcht und Ängstlichkeit

Die Definition der Angst fällt nicht leicht. Hinzu kommt, dass es eine verwirrende Vielzahl von Begriffen gibt, die oft synonym verwendet werden, aber streng genommen unterschieden werden müssen. Hierzu soll vor allem auf „Angst“ (→ anxiety), „Furcht“ (→ fear) und „Ängstlichkeit“ (→ trait anxiety) eingegangen werden.

Definition

Unter Angst wird ein Zustand verstanden, der mit einem negativen Gefühl der Anspannung einhergeht und sich auf eine Bedrohung in der Zukunft richtet. Die Art der Bedrohung bleibt aber im Allgemeinen eher vage. Der Begriff → Furcht dagegen ist reserviert für eine starke emotionale Reaktion auf eine wahrgenommene, tatsächliche Bedrohung. Diese Bedrohung ist definierbar, wie z. B. eine giftige Schlange.

Furchtreaktionen sind meistens sehr intensiv, die physiologische Erregung sehr stark. Furcht hat somit einen Fokus. Normalerweise bedeutet das auch, dass die Furchtreaktion schnell auftritt, dann aber auch relativ schnell wieder abklingt, sobald die Bedrohung vorbei ist. Bei Angst dagegen ist der Fokus sehr verschwommen. Dadurch dauert die Angst auch viel länger an, ist aber weniger stark ausgeprägt in ihrer physiologischen Reaktion. Angst wird eher im Zusammenhang mit einem Zustand der → Vigilanz gesehen, einer ständigen Wachsamkeit, während Furcht mit einer Alarmreaktion einhergeht.

Neben der Unterscheidung zwischen Angst und Furcht besteht parallel auch noch die Unterscheidung zwischen Angst und → Ängstlichkeit. Spätestens seit Spielberger (1966) wird unterschieden zwischen Angst als Zustand („→ state anxiety", Zustandsangst), und Ängstlichkeit als relativ stabiler Bewertungs- und Verhaltensdisposition bzw. als Persönlichkeitskonstrukt („→ trait anxiety").

Definition

Aufgrund seiner Fragebogenstudien beschreibt Spielberger (1966) Zustandsangst als die von einer Erregung des autonomen Nervensystems begleitete subjektive Wahrnehmung von Gefühlen der Besorgnis und Spannung. → Ängstlichkeit wird dagegen als Prädisposition verstanden, die die Person veranlasst, eine Vielzahl von Situationen als bedrohlich zu erleben, und dabei mit Zustandsangst zu reagieren.

Die Abgrenzbarkeit der beiden Angstkonzepte ist durch eine große Anzahl von Untersuchungen belegt. Theorien zu Zustandsangst und Ängstlichkeit (z. B. Freud, 1895, Eysenck, 1992, Gray, 1971) sind ein wichtiger Bestandteil der Erforschung von Angst und Angststörungen.

Aber wie passt das nun zu den parallelen Konzepten der Angst und Furcht (abgesehen davon, dass alle diese Begriffe sowohl umgangssprachlich als auch in Lehrbüchern häufig ohne große Unterscheidung gebraucht werden)? Ängstlichkeit ist eine Persönlichkeitseigenschaft und kann somit ein Leben lang andauern. Es ist eine → Prädisposition, in den verschiedensten Situationen leichter mit Angst zu reagieren. Angst hingegen ist das anhaltende Gefühl einer diffusen Gefahr. Furcht wiederum wird durch eine identifizierbare Bedrohung ausgelöst. Die erwähnte Zustandsangst ist im Allgemeinen das, was in einem bestimmten Moment an Angst vorhanden ist (ein typisches Item im Fragebogen wäre: „Wie ängstlich fühlen Sie sich gerade?"). Zustandsangst ist also immer auch abhängig von der Situation und kann somit Angst oder Furcht messen. In diesem Buch liegt der Fokus mehr auf der Unterscheidung zwischen Angst und Furcht, da diese besonders hilfreich ist, um die Angststörungen besser zu verstehen. Tabelle 1 zeigt, wie diese beiden Konzepte voneinander abgrenzt werden.

Tab. 1: Die Konzepte Angst und Furcht (Rachman, 2004)

Ähnlichkeiten zwischen Angst und Furcht:	
Erwartung von Gefahr oder etwas Unangenehmen Anspannung Unbehagen, Unruhe erhöhte Erregung negativer Affekt zukunftsorientiert	
Unterschiede zwischen Angst und Furcht	
Angst	**Furcht**
erwartete Gefahr	akute Gefahr
Quelle der Bedrohung ist unklar	fokussiert auf die Bedrohung
undeutliche Beziehung zwischen Bedrohung und Furcht	deutliche Beziehung zwischen Bedrohung und Furcht
normalerweise andauernd	normalerweise episodisch
anhaltend	wenn die Bedrohung vorbei ist, geht auch die Furcht vorbei
Vigilanz	Alarmreaktion

Hier zwei Fallbeschreibungen, um den Unterschied zu verdeutlichen:

Frau D. wacht morgens oft schon gegen 5.00 Uhr auf. Sofort hat sie das Gefühl, dass etwas nicht stimmt, ihr ist unwohl, sie fühlt sich bedrückt. Sie überlegt, was der Tag wohl bringen mag und ob es eine Ursache für ihre gedrückte Stimmung gibt. Eigentlich ist es ein Tag wie jeder andere, und doch fühlt sich Frau D. ihm nicht wirklich gewachsen. Sie beginnt, sich Sorgen zu machen: „Habe ich an alles gedacht? Was müssen die Kinder heute tun? Hoffentlich geht bei denen in der Schule alles gut." Ein beunruhigender Gedanke jagt den anderen, und Frau D. wird immer wacher, obwohl sie eigentlich noch schlafen möchte. Sie beginnt nun, sich darüber zu sorgen, dass ihr Schlaf so schlecht geworden ist, und versucht verzweifelt, mit dem Sorgen aufzuhören. Aber das will ihr nicht gelingen, müde und voller Unruhe steht sie um 6.00 Uhr auf, um den Tag zu beginnen.

Frau H. sitzt im Flugzeug, als der Pilot durchgibt, dass sie auf eine Gewitterfront zufliegen. Die Passagiere werden gebeten, sich anzuschnallen. Frau H. fliegt häufig und ist nicht weiter beunruhigt. Plötzlich aber sackt das Flugzeug nach unten. Alles fliegt in die Luft und scheint da für einen Moment wie schwerelos zu schweben. Auch die Stewardessen, die dabei waren, Abfälle einzusammeln, hängen in der Luft. Frau H.s Herz beginnt zu rasen, sie schwitzt, die Hände zittern. Sie hat große Angst, in der Kabine sind Schreie zu hören, und auch die Stewardessen sind alles andere als beruhigend. Frau H. atmet schnell, hält sich am Sitz fest und greift nach den Händen ihrer Kinder. Hoffentlich geht alles gut. Der Pilot macht eine Durchsage, dass es noch zehn Minuten ordentlich holpern wird, aber dass es dann ruhiger werden wird. Als die Turbulenzen vorüber sind, beruhigt sich Frau H., das Herz wird wieder ruhiger, sie atmet langsamer.

Obwohl diese beiden Fallbeschreibungen den Unterschied zwischen Angst und Furcht sehr schön erklären, sind diese beiden Konzepte nicht immer einfach voneinander zu unterscheiden, vor allem dann nicht, wenn man die → pathologische Angst betrachtet. Einer Panikattacke, d.h. der ganz plötzlichen, extremen Furcht, folgt oft das vage Gefühl, dass etwas nicht stimmt, die Vigilanz dafür, dass es wieder zu einer neuen Attacke kommen könnte. Die Furchtreaktion lässt ein Gefühl von Angst zurück, wie einen Nachgeschmack. Und obwohl eine Panikattacke genau das ist, nämlich eine akute Furchtreaktion, wird sie oft ausgelöst, ohne dass ein eindeutiger Reiz bestimmt werden kann. Die Angst scheint aus heiterem Himmel zu kommen. In der Praxis mischen sich also Furcht und Angst häufiger. Bei beiden kann es auch zu → Vermeidungsverhalten kommen, allerdings ist Vermeidung bei Furcht viel einfacher. Hier ist deutlich, wovor die Furcht besteht. Bei diffusen Ängsten ist Vermeidung oft nicht möglich.

Angststörungen und Phobien

So wie die Angst eine wichtige und häufige Emotion ist, so sind Angststörungen besonders häufig und weit verbreitet. Wann kann von einer Störung gesprochen werden?

Definition

Die bei → Angststörungen vorliegenden Ängste sind so stark, dass die Lebensqualität der Betroffenen deutlich beeinträchtigt ist. Weiterhin ist die Angst unangemessen, da sie stärker oder häufiger auftritt, als es unter den betreffenden Umständen notwendig oder sinnvoll wäre. Somit sind die Angststörungen zum einen über den subjektiven Leidensdruck oder die Einschränkung der Leistungsfähigkeit durch die Ängste definiert, zum anderen über die Unangemessenheit der Angst, d. h. etwas wird gefürchtet, das objektiv nicht gefährlich ist.

Grob lässt sich die Gruppe der Angststörungen in die → Generalisierte Angststörung (GAS), die → Panikstörung und die Phobien unterteilen. Diese Einteilung ist parallel zu der Einteilung von Angst und Furcht. Bei der Panikstörung stehen plötzliche Panikanfälle im Zentrum des Störungsbildes, bei der GAS ständige Sorgen. Bei beiden handelt es sich um sehr beeinträchtigende, psychische Störungen, die bei ca. 5 %–6 % der Bevölkerung auftreten. Typischerweise beginnen die Störungen im frühen Erwachsenenalter, einer Zeit, die besondere Anforderungen an die Betroffenen stellt und in der wichtige Entscheidungen getroffen werden müssen. Die Phobien beginnen früher als die GAS und die Panikstörung. Vor allem die → Spezifischen Phobien, die Furcht vor einem bestimmten Objekt, z. B. einer Spinne, oder einer bestimmten Situation, z. B. Höhe, beginnen schon in der Kindheit. In der Jugend tritt vermehrt die → Sozialphobie auf, die Angst in sozialen Situationen, und als letztes die → Agoraphobie, die vor allem die Panikstörung begleitet. Hier haben die Betroffen Angst vor Situationen, in denen es plötzlich zu einem Panikanfall kommen könnte und keine Hilfe erreichbar wäre.

Es gibt aber noch zwei andere Störungen, die zu den Angststörungen gerechnet werden. Diese beiden können jedoch nicht ganz so einfach in das Schema einsortiert werden. Es handelt sich hierbei um die → Zwangsstörungen und die → Posttraumatische Belastungsstörung. Die Posttraumatischen Belastungsstörung ist die einzige Angststörung, die per Definition auf ein traumatisches Ereignis zurückgeht. Als Reaktion auf dieses Ereignis treten Angst und Anspannung zusammen mit erhöhter Wachsamkeit und Schreckhaftigkeit auf. Bei den Zwangsstörungen leiden Patienten unter einem inneren Drang bzw. Zwang, bestimmte Gedanken zu denken oder bestimmte Handlungen auszuführen. Im Allgemeinen leisten sie Widerstand gegen diesen Drang, was allerdings zu starker Angst oder auch Unbehagen führt. Den Patienten ist bewusst, dass die immer wiederkehrenden Gedanken oder Handlungen unsinnig sind, trotzdem können sie nicht damit aufhören.

Eine Zusammenstellung wichtiger klinischer Merkmale anhand derer Gemeinsamkeiten und Unterschiede zwischen den wesentlichen Angststörungen betrachtet werden können gibt Tabelle 2.

Tab. 2: Klinische Merkmale der Angststörungen

Angststörung	Diffus / spezifisch[1]	Vermeidungsverhalten	„Spontane" Angstanfälle[2]
Panikstörung	diffus	– (+)	++
Generalisierte Angststörung	diffus	–	-
Agoraphobie	spezifisch	++	
Sozialphobie	beides	++	selten
Spezifische Phobie	spezifisch	++	–
Zwangsstörung:	beides	++	-
Posttraumatische Belastungsstörung	spezifisch	+	selten

[1] Die zentralen Probleme betreffen einzelne, genau umschriebene Lebensbereiche bzw. Situationen (spezifisch) vs. sie sind breit gestreut bzw. können sich über verschiedene Themen hinweg ausbreiten (diffus)
[2] Nur „spontane" Angstanfälle (situative Angstanfälle treten bei jeder Angststörung bei mindestens 85 % aller Patienten auf).
Abkürzungen: – =liegt nicht in nennenswertem Ausmaß vor, + =liegt in bedeutsamem Ausmaß vor, ++ =liegt in sehr starkem Ausmaß vor.

Wie häufig treten Angststörungen auf

Angststörungen sind sehr häufige psychische Störungen. Die Angaben zur → Lebenszeitprävalenz für die Gesamtgruppe der Angststörungen in der Allgemeinbevölkerung liegen zwischen 15,1 % in einer deutschen Studie (Meyer et al., 1998, 2000) und 24,9 % im amerikanischen National Comorbidity Survey (Kessler et al., 1994). Das heißt, jeder Vierte wird einmal in seinem Leben an einer Angststörung leiden. Auch bei Jugendlichen haben epidemiologische Studien hohe Prävalenzraten von Angststörungen gefunden. So erfüllten 18,6 % der 12- bis 17-jährigen Kinder und Jugendlichen die Kriterien irgendeiner Angststörung (Essau et al., 1998). Frauen sind sehr viel häufiger von Angststörungen betroffen als Männer. Angststörungen kommen selten alleine, oft sind sie → komorbid mit anderen Angststörungen, mit depressiven Störungen, Alkoholmissbrauch und / oder Störungen der Aufmerksamkeit, der Aktivität und des Sozialverhaltens. Die höchsten Komorbiditätsraten werden für die depressiven Störungen gefunden. Im Allgemeinen zeigen Personen mit Angststörungen ein erhöhtes Risiko für Beeinträchtigungen im sozialen Bereich, für Probleme im Rahmen intimer Beziehungen und für finanzielle Abhängigkeit (Olatunji et al., 2007). Die Zahlen zeigen, dass sehr viele Menschen von Angststörungen betroffen sind und ihr Leben sehr beeinträchtigt wird. Nicht alle suchen Hilfe, und nur wenige bekommen eine angemessene Behandlung. Dabei handelt es sich bei den Angststörungen um die Gruppe psychischer Störungen, die am erfolgreichsten mit Psychotherapie behandelt werden kann. Es ist von daher sehr wichtig, dass das Wissen, das wir über Angst, Angststörungen und ihre Behandlung haben, die Praxis erreicht und umgesetzt wird.

Hauptteil

1 Die vielen Facetten der Angst

Die Angst hat viele Facetten und einige grundlegende sollen in diesem Kapitel dargestellt werden. Zunächst ist Angst eine Emotion und als solche erfüllt sie wichtige Aufgaben. Was diese sind und wie Angst diesen dient ist eine spannende Frage. Angst hat einen starken Einfluss auf unser Denken und Handeln, sie kann unsere Weltsicht prägen, teilweise ohne dass es uns bewusst wird. Wie sieht dieses komplexe Zusammenspiel der Kognition und Emotion aus? Was verrät uns die neueste neuro-kognitive Forschung? Verschiedene wichtige Theorien der Angst werden vorgestellt und durch Forschungsbeispiele ergänzt – oder auch in Frage gestellt. Zuletzt wird die Angst in ihren kulturellen Zusammenhang gestellt, und es werden einige Angststörungen vorgestellt, die nur in bestimmten Kulturen auftreten.

Angst als Emotion

Angst ist eine → Emotion, aber was ist eine Emotion?

Definition

Emotionen sind vererbte und erworbene motivationale Prädispositionen, auf bestimmte innere oder äußere Reize mit subjektivem Erleben, Kognitionen, physiologischer Erregung und Verhalten zu reagieren.

Emotionen hängen somit sowohl von unseren Genen als auch von unseren Erfahrungen ab. Sie entstehen nicht aus dem Nichts, sondern als Reaktion auf ganz bestimmte, persönlich bedeutsame Ereignisse. Diese liegen in uns selbst oder außerhalb, somit können z. B. auch Erinnerungen oder körperliche Empfindungen Emotionen auslösen. Emotionen sollen uns motivieren, d. h. dazu bringen, etwas zu tun. Sie legen bestimmte Reaktionen nahe (z. B. Flucht bei Angst), lassen uns aber viel Spielraum bei Art und Ausmaß der Reaktion.

Merkmale von Emotionen

Allgemein lassen sich Emotionen auf Grund ihrer Qualität (von angenehm bis unangenehm) sowie ihrer Intensität (von schwach bis stark) beschreiben. Zusätzlich hat jede Emotion eine ganz spezielle Gefühlstönung, die sie als spezifische Emotion kennzeichnet. Emotionen werden von bestimmten Mustern körperlicher Erregung sowie von spezifischen Verhaltensweisen begleitet. Sie gehen mit bestimmten Gedanken einher, wobei sich die Gedanken und Emotionen gegenseitig beeinflussen. Diese und ähnliche Definitionen finden sich in vielen Lehrbüchern der Emotionspsychologie, z. B. Carlson und Hatfield (1991), Merten (2003) oder Oatley und Kollegen (2006).

Nach Robert Plutchik (1980) sind Emotionen ererbte, adaptive Verhaltensmuster, die sich entwickelt haben, weil sie dem Individuum helfen zu überleben. Dabei ist die Evolution ultrakonservativ: Genetisch bedingte Verhaltensweisen werden auch dann weitergegeben, wenn sie in unserer modernen Welt nicht mehr → adaptiv sind. Ein Beispiel ist die Kampf-oder-Flucht-Reaktion, die durch Angst ausgelöst wird. Sie ist sehr adaptiv, falls die Bedrohung körperlich ist (z. B. durch einen Angreifer), aber bei vielen alltäglichen Herausforderungen, z. B. einem Gespräch mit einem Vorgesetzten, hilft die Angstreaktion uns weniger.

Wenn wir weiter die vorherige Definition betrachten, dann ist Angst eher eine der unangenehmen Emotionen. Sie soll uns warnen. Die typischen Symptome einer Angstreaktion sind:

Motorische Anspannung

- Zittern, Zucken, Beben
- Muskelanspannung, -schmerzen
- Ruhelosigkeit
- Ermüdbarkeit

Autonome Hyperaktivität	▪ Atemnot ▪ Herzklopfen, -rasen ▪ Schwitzen, kalte Hände ▪ Mundtrockenheit ▪ Schwindel, Benommenheit ▪ Magen-Darm-Beschwerden ▪ Hitze- oder Kältewallungen ▪ Vermehrter Harndrang ▪ Kloß im Hals
Wachsamkeit / Vigilanz	▪ Schreckhaftigkeit ▪ Konzentrationsstörungen ▪ Schlafstörungen ▪ Reizbarkeit

Angstverhalten zur Überlebenssicherung

Das typische Verhalten zur Angst, ist Angriff oder Flucht. Dabei ist das → Vermeidungsverhalten das Verhalten, das am stärksten mit Angst und vor allem Furcht assoziiert ist. Unzählige Tierstudien zeigen, dass Tiere, denen Elektroschocks verabreicht wurden, später den Schock vermeiden oder auch Orte vermeiden, an denen ihnen der Schock zugefügt wurde. Interessanterweise vermeiden die Tiere diese Situationen auch noch nach mehreren hundert Versuchsdurchgängen, ohne dass weitere Schocks zugefügt wurden. Eigentlich würde man eine langsame → Löschung des Verhaltens erwarten. Aber das Vermeidungsverhalten, das durch Furcht ausgelöst und aufrechterhalten wird, scheint resistent gegen Löschung, es ist → persistierend. Wurde einmal gelernt etwas zu fürchten und zu vermeiden, dann wird diese Reaktion also beibehalten.

Ein Verhalten, das im Tierreich auch stark mit Furcht assoziiert ist, die Schreckstarre, wird beim Menschen kaum betrachtet. Solch eine Reaktion kann man z. B. bei Kaninchen beobachten, die völlig still verharren, während ein Beutetier an ihnen vorbei jagt. Viele Raubtiere werden durch Bewegung geleitet, somit erhöht das Stillhalten in Gefahrensituationen die Überlebenschance vieler Beutetiere. Auch beim Menschen ist das Erstarren ab und zu auch als Furchtreaktion zu beobachten, am deutlichsten bei Opfern z. B. von Vergewaltigungen. Ein großer Teil von Vergewaltigungsopfern berichtet von Phasen während der Vergewaltigung, in denen sie sich erstarrt, leblos oder auch ganz kalt und wie gelähmt fühlten. Tritt eine solche Reaktion auf, dann wehrt sich das Opfer nicht mehr und versucht auch nicht zu entkommen. Diese Reaktion kann hilfreich sein, um weitere Aggressionen des Angreifers zu verhindern. In Strafprozessen wird die Schreckstarre leider manchmal als implizite Einwilligung zur Vergewaltigung interpretiert. Bei Verletzungen oder dem Anblick von Blut und Spritzen kann es zu einer Angstreaktion kommen. Der Blutdruck steigt schnell an, fällt dann aber rasant wieder ab. Dies führt zu einer Ohnmacht. Auch hier wird angenommen, dass es sich um einen Mechanismus handeln könnte, der dem Überleben dient. Ist man bewusstlos, blutet man weniger und ist nicht mehr in Gefahr, durch die Verletzung in einen Schockzustand zu geraten.

Angst als Mittel der Verständigung

Emotionen dienen nicht allein dem Überleben, sondern auch der Kommunikation. Eines der ersten Werke über die Emotionen stammt von Darwin „The Expression of Emotions in Man and Animals“ (1872). Darwin sah das Ausdrucksverhalten beim Menschen, vor allem die Mimik, als den fundamentalen Aspekt von Emotionen an. Emotionen dienen seiner Meinung nach vor allem der Kommunikation. Auf dieser Betrachtungsweise aufbauend war eine lang diskutierte Frage der Emotionsforschung die nach Art und Anzahl der „grundlegenden“ universalen Emotionen. Welche Emotionen sind → Basisemotionen, die sich bei jedem Menschen und in jeder Kultur entwickeln und von allen Menschen „verstanden“ werden? Die überzeugendste Antwort auf diese Frage lieferte Paul Ekman (1972) mit seinen Untersuchungen zum emotionalen Gesichtsausdruck. Er fand, dass mindestens sechs Emotionen universell sind, d.h. überall auf der Welt auf dieselbe Weise ausgedrückt und verstanden werden: Freude, Traurigkeit, Ärger, Angst, Überraschung und Ekel (siehe z.B. Ekman, 1972). Somit gehört die Angst zu den Basisemotionen, die überall auf der Welt ausgedrückt und verstanden werden. Diese Basisemotionen werden schon von kleinen Kindern gezeigt und auch von Blinden, die die Emotionen ja nicht bei anderen sehen können. Dies unterstreicht den genetischen und kommunikativen Aspekt der Emotion.

Wie beeinflusst das Denken die Angst?

Geht es um Emotionen, spielen auch die Kognitionen eine Rolle, denn Menschen können denken, und was sie denken beeinflusst ihre Gefühle. Ein wichtiger Vertreter der kognitiven Emotionstheorien war Richard Lazarus (1966). Er betonte, dass die kognitive Bewertung einer Situation (cognitive appraisal) entscheidend dafür ist, welche emotionale Reaktion die Situation hervorruft und wie reagiert wird. Dieselbe Situation kann ganz unterschiedlich bewertet werden, z. B. wird das Fahren in einer Achterbahn von manchen Menschen als angenehm, von anderen als bedrohlich empfunden. Entsprechend unterschiedlich fallen dann auch die emotionalen Reaktionen dieser Menschen aus. Nach Lazarus finden drei Arten der Bewertung statt: Bei der „primären Bewertung" (primary appraisal) wird nur grob unterschieden, ob die Situation angenehm, unangenehm oder irrelevant ist. Bei der „sekundären Bewertung"(secondary appraisal) geht es darum, welche Handlungsmöglichkeiten man hat und was man tun soll. Strategien und Handlungen, mit denen ein emotionales Ungleichgewicht behoben werden soll, werden beurteilt. Dies geschieht natürlich vor allem dann, wenn die Situation primär als unangenehm beurteilt wurde.

Zur Behebung emotionaler Störungen stehen dem Individuum grob zwei Alternativen zur Verfügung. Erstens die direkte Aktion, bei der eine Veränderung der Außenwelt herbeigeführt wird. Die zweite Möglichkeit ist die → Palliation, die Veränderung der eigenen Reaktionen (intrapsychisch oder somatisch). Hier kann man auch von → Emotionsregulation sprechen. Nachdem auf die Situation reagiert wurde, findet eine „erneute Bewertung" (→ reappraisal) der Situation statt. Ist das Problem behoben, ist die Situation nun nicht mehr unangenehm? Je nach Beurteilung der Lage erfolgen weitere Schritte, oder der Prozess ist zum Abschluss gekommen.

Stanley Schachter (1964) ging in seiner Zwei-Faktoren-Theorie der Emotion noch einen Schritt weiter. Er postulierte, dass die undifferenzierte, körperliche Erregung, die jeder Emotion zu Grunde liegt, bestimmt, *ob* man eine Emotion empfindet, während kognitive Faktoren bestimmen, *welche* spezifische Emotion gefühlt wird. Seine Annahmen gründete Schachter auf eine Reihe von Experimenten.

Er erzeugte bei seinen Versuchspersonen einen undifferenzierten Erregungszustand, indem er ihnen Adrenalin oder eine nicht wirksame Placebo-Injektion verabreichte. Dann wurden den Versuchspersonen unterschiedliche Informationen über die Wirkung der Injektion gegeben, bzw. ein Verbündeter des Experimentators, der mit der Versuchsperson wartete, zeigte eine bestimmte emotionale Reaktion. Die empfundenen Emotionen der Probanden gingen dabei jeweils in die Richtung, die der Schauspieler vorgab oder entsprachen der Information. Schachter schlussfolgerte, dass sowohl Kognitionen als auch körperliche Erregung notwendige Bestandteile von Emotionen seien, und dass die körperliche Erregung den Kognitionen vorausgeht. Dabei postulierte Schachter sogar, dass neurochemische und physiologische Unterschiede zwischen den verschiedenen Emotionen irrelevant sind: Jeder körperliche Erregungszustand könne als jede Emotion wahrgenommen werden, abhängig von der Interpretation der Situation.

Was bestimmt unser Angsterleben: Denken oder Fühlen?

Selbstverständlich regte sich schnell Widerstand gegen das Postulat der Macht der Kognition über die Emotion. Robert Zajonc (1980) stellte die Gegenhypothese auf. Emotionen könnten unabhängig von Kognitionen bestehen. Laut Zajonc sind affektive Reaktionen evolutionär älter als kognitive Reaktionen, sie sind schneller, weniger aufwändig und häufig völlig ausreichend. Fühlen und Denken können unabhängig voneinander sein; einfache emotionale Reaktionen können unbewusst auftreten. Diese Position, welche der von Lazarus und Schachter diametral entgegengesetzt ist, belegte er durch verschiedene Studien, in denen er zeigen konnte, dass Menschen zuweilen mittels ihrer Gefühle bessere Unterscheidungen vornehmen konnten als mittels ihres Intellekts. Auch andere Wissenschaftler konnten in Experimenten, mit Hilfe des so genannten Affektiven Primings, emotionale Effekte ohne bewusste, kognitive Verarbeitung zeigen.

Die verschiedenen Blickwinkel, unter denen die Emotion Angst betrachtet werden kann, führen also zu anscheinend widersprüchlichen Ergebnissen. Fassen wir diese noch einmal kurz zusammen: Der evolutionäre Ansatz, von Darwin begründet, sieht Emotionen als „Überlebens- und Kommunikationsmittel". Als Beleg für diese Perspektive wurden beispielsweise die sechs Basisemotionen genannt, die, mit ihren spezifischen Gesichtsausdrücken, in allen Kulturen (und teilweise auch im Tierreich) auftreten. Der Versuch, spezifische Reaktionen des autonomen Nervensystems an Emotionen zu koppeln (James, 1884), war nicht ganz so eindeutig wie die Studien zur Universalität der Gesichtsausdrücke. Im Großen und Ganzen ist jedoch die Sicht der Angst als Produkt evolutionärer Entwicklung, um das Überleben zu maximieren, recht gut belegt. Genauso gut belegt ist, dass die kognitive Beurteilung einer Situation stark beeinflussen kann welche Emotion gefühlt wird, d.h. zumindest beim Menschen ist die Emotion Angst auch kognitiv beeinflusst. Aber ebenso werden die Kognitionen von den Emotionen beinflusst. Die Vertreter der verschiedenen Richtungen sind jedoch viel zu weit gegangen: Sie verkündeten jeweils das Primat ihrer Sicht, dabei wurde die spannende Interaktion, die für uns Menschen entscheidend ist im Erleben der Emotion Angst, übersehen. Doch wie steht es mit dieser Interaktion?

Angst aus der Perspektive der Kognitionswissenschaften

Dass Emotionen und Kognitionen sich gegenseitig beeinflussen, ist keine Erkenntnis der modernen psychologischen Wissenschaft, schon die klassischen Philosophen haben sich mit diesem Thema beschäftigt. Auch die Auffassung, dass ein verändertes Denken helfen kann, unangenehme oder unangemessene Gefühle zu beherrschen oder zu verändern, ist keineswegs ein Produkt der Therapieforschung. Im 19. Jahrhundert gab es eine große → „mind cure"-Bewegung, die viele Anhänger in Amerika und Europa fand. Das „positive Denken", welches zu körperlicher und seelischer Gesundheit führen sollte, stand dabei im Mittelpunkt. Aber ist es damit getan, einfach positiv zu denken? Kann dies heilen? Die ersten kognitiven Psychotherapien, die davon ausgingen, dass eine verzerrte, dysfunktionale Sicht auf die Welt dazu führt, dass sich psychische Störungen entwickeln und längerfristig manifestieren, gaben darauf eine deutlich differenziertere Antwort. Hier ging es um „besser" und nicht unbedingt um „positiv" denken. Ziel dieser Therapien war es, die Inhalte dieser dysfunktionalen Gedanken zu verändern. In der → kognitiven Therapie wird davon ausgegangen, dass nicht die Ereignisse an sich die Betroffenen ängstigen, sondern dass die entscheidende Rolle die Kognitionen spielen, d.h. die subjektive Wahrnehmung und die Interpretation dieser Ereignisse.

Aaron Beck, der Begründer der Kognitiven Verhaltenstherapie, sieht die Wahrnehmung von Bedrohung als zentrales Thema von Angstpatienten, sei sie körperlicher oder psychosozialer Art (Beck & Emery, 1985). Patienten überschätzen systematisch die Gefahren, die in der

Umwelt auf sie lauern, d.h. sie haben ein ausgeprägtes und leicht zu aktivierendes → Gefahrenschema. In der Therapie wird dysfunktionalen Gedanken, die aus diesen Schemata entstehen, nachgespürt. Mit Hilfe von Verhaltens- oder Gedankenexperimenten werden sie, in Zusammenarbeit von Patient und Therapeut, auf ihren Realitätsgehalt überprüft. Ziel ist es, die dysfunktionalen Gedanken zu verändern, und so auch die Emotionen zu verändern, d.h. die Ängste abzubauen.

Die Rolle der Informationsverarbeitung

Es wurde bis dahin jedoch übersehen, dass nicht nur der Inhalt der Kognitionen eine Rolle spielt bei der Entwicklung psychischer Probleme, sondern auch die kognitiven Prozesse, d.h. die Art und Weise der Informationsverarbeitung. Dies ist sozusagen ein „Hardware-/Software Problem“. Die Therapien beschäftigen sich hauptsächlich mit der Software, den Kognitionen, aber die Hardware beeinflusst die Software maßgeblich, indem sie bestimmt, welche Information beachtet wird, welcher Vorrang gegeben wird, wie sie gespeichert wird, wie schnell Erinnerungen, Gelerntes verfügbar sind etc. All diese Vorgänge werden durch die kognitiven Prozesse, wie Aufmerksamkeit, Lernen, Interpretation und Gedächtnis, geregelt. Welchen Einfluss hat Angst auf die Informationsverarbeitung, oder auch umgekehrt, hat die Art wie Dinge verarbeitet werden Einfluss darauf, ob oder wie stark Angst empfunden wird?

Automatische und strategische Prozesse der Informationsverarbeitung

Die Informationsverarbeitung läuft oft automatisch ab, ist uns wenig bewusst und doch beeinflusst sie stark, wie wir die Welt sehen und beurteilen.

Eine der einflussreichsten Theorien bezüglich des Zusammenhangs von Informationsverarbeitung und psychischen Störungen stammt von Williams und Kollegen (1997). Diese Theorie beschäftigt sich vor allem mit Angststörungen und Depressionen und bringt diese beiden Störungsgruppen in Bezug auf kognitive Prozesse erstmals in Verbindung. Williams et al. (1997) legen dar, dass Aufmerksamkeitsverzerrungen vornehmlich bei Angstpatienten vorkommen, wohingegen bei Depressiven Gedächtnisverzerrungen im Vordergrund stehen, d.h.

Angstpatienten richteten ihre Aufmerksamkeit auf bedrohliche Dinge (z. B. ein ärgerliches Gesicht oder Worte wie „Herzinfarkt") und Depressive erinnerten sich leichter an Dinge, die zu ihrer negativen Stimmung passten (z. B. traurige Gesichter oder Worte wie „einsam"). Wie kommt es zu diesen spezifischen Besonderheiten in der Informationsverarbeitung? Es müssen verschiedene kognitive Prozesse unterschieden werden, und zwar dahingehend, ob es sich um → automatische oder → strategische Prozesse der Informationsverarbeitung handelt. Automatische Prozesse, die nicht der willentlichen Kontrolle unterliegen, können Verzerrungen der Aufmerksamkeit erklären, strategische Prozesse wie die so genannte Elaboration (d. h. Ausschmückung, tiefere Verarbeitung) hingegen die Gedächtnisverzerrungen. Wichtig ist, dass automatische und strategische Prozesse unabhängig voneinander sind, da sie zwei unterschiedliche Aspekte der Informationsverarbeitung betreffen. Für beide Prozesse sind Emotionen von Bedeutung, sie werden durch verschiedene Emotionen anscheinend unterschiedlich stark und spezifisch beeinflusst.

Williams et al. (1997) gehen (wie viele andere) davon aus, dass es schon auf einer vorbewussten Stufe der Informationsverarbeitung einen Entscheidungsmechanismus gibt, der die emotionale Qualität eines Stimulus bestimmt. Diese Beurteilung beeinflusst, ob und auf welche Art und Weise der Stimulus weiterverarbeitet wird. Gesunde Personen wenden ihre Aufmerksamkeit von weniger bedrohlichen Stimuli ab (z. B. Bildern ärgerlicher Gesichter), Angstpatienten hingegen richten sie auf diese Stimuli. Diese Veränderung in der Aufmerksamkeit bei Angstpatienten führt zum so genannten → Priming: Hochängstliche Personen haben die Tendenz, auf der vorbewussten Stufe der Informationsverarbeitung ihre Aufmerksamkeit bedrohlichen Reizen zuzuwenden. Anders bei der nachfolgenden Elaboration, hier tendieren sie dazu, die Beschäftigung mit bedrohlichen Reizen eher zu vermeiden. Wenn Angstpatienten die Elaboration von bedrohlichem Material vermeiden, ist es nicht verwunderlich, dass sie dieses Material später nicht so gut erinnern, also kein verbessertes Gedächtnis zeigen. Eine mittlerweile sehr große Zahl von Studien stützt diese Theorie. Dennoch gibt es Unstimmigkeiten, z. B. Studien, die eine verbesserte Aufmerksamkeit bei depressiven Patienten zeigen oder bei Patienten mit einer Panikstörung deutliche Gedächtnisverzerrungen. Letztere erinnerten sich besser an panikrelevante Wörter. Diese Widersprüche können zum einen dadurch erklärt werden, dass es einen Unterschied macht, welche Angststörung untersucht wird, z. B. ob Phobie oder Panikstörung. Die unterschiedlichen Angststörungen scheinen spezifische Besonderheiten in der Informationsverarbeitung zu haben. Zum anderen kann man nicht von *der* Aufmerksamkeit sprechen, es gibt hier ein ganzes Spektrum an Prozessen, von der → Vigilanz bis zur → Interferenz. Wichtig ist, dass es mehr oder weniger automatische Aufmerksamkeitsprozesse gibt.

Als automatische Prozesse sind vor allem Aufmerksamkeitsprozesse bei Angst und Angststörungen untersucht worden. Eine deutliche Aufgabe der Angst ist, uns vor Gefahren zu warnen und schnelle Reaktionen zu ermöglichen. Dabei kommt der Aufmerksamkeit für Bedrohung eine wichtige Rolle zu. Viele Autoren gehen davon aus, dass die Aufmerksamkeit von Angstpatienten sehr leicht von bedrohlichen Reizen „angezogen" wird. Dieser als „Vigilanz" bezeichnete Prozess ist reflexiv (d.h. er findet nicht willentlich statt, sondern wird von den Reizen ausgelöst) und erfolgt schnell und automatisch (innerhalb der ersten halben Sekunde). Im Gegensatz dazu stehen die Aufmerksamkeitsprozesse, die auf die Vigilanz folgen. Sie sind langsamer, kontrollierbar und der Vigilanz meist entgegengesetzt. Angstpatienten tendieren dazu, ihre Aufmerksamkeit relativ schnell wieder von bedrohlichen Reizen abzuwenden und auf andere Reize zu richten, zumindest, wenn die Bedrohung relativ harmloser Natur ist, z.B. durch ein Bild oder Wort ausgelöst wird. Das Zusammenspiel von schneller Hinwendung der Aufmerksamkeit und darauf folgender Abwendung wird als Vigilanz-Vermeidungs-Muster der Aufmerksamkeit bezeichnet (engl. vigilance-avoidance).

Viele Autoren vermuten, dass das Vigilanz-Vermeidungs-Muster der Aufmerksamkeit eine wichtige Rolle bei der Aufrechterhaltung von Ängsten und Phobien spielt: Die ständige Suche nach „gefährlichen" Reizen erhöht das momentane Niveau der Angst, und die Vermeidung einer näheren Beschäftigung mit den Angst auslösenden Reizen verhindert eine Gewöhnung und damit die Verringerung der Angst. Zuweilen führt die schnelle Vermeidung sogar dazu, dass vor Gefahren geflüchtet wird, die bei näherer Betrachtung gar keine sind (z.B. ein Fleck an der Wand, der fälschlicherweise für eine Spinne gehalten wird).

Wie beeinflusst Angst die Sicht der Welt?

Doch nicht nur die Aufmerksamkeit ist interessant, wenn man Angstprozesse näher betrachtet, sondern auch die Interpretation (Beurteilung, appraisal) der angstauslösenden Stimuli. Wie beeinflusst Angst die Sicht der Welt? Somit hat die Angst Einfluss auf die Verarbeitung von Informationen, und diese Art der Informationsverarbeitung führt wieder dazu, dass mehr Angst entsteht. Der Angstpatient nimmt vermeintliche Bedrohungen schneller und häufiger wahr, dies führt zu einer Angstreaktion. Mehrdeutiges interpretiert er als gefährlich, und wieder steigt die Angst.

Konsequenzen für die Therapie von Angst

Die Informationsverarbeitung ist also äußerst wichtig zum Verständnis der Angststörungen und ihrer Entwicklung – gilt dies auch für ihre Behandlung? Wenn kognitive Verzerrungen charakteristisch sind für emotionale Störungen, dann sollten sie durch Therapie beeinflussbar sein. Wird durch eine erfolgreiche Therapie auch die Informationsverarbeitung, also die Hardware, verändert? Mehrere Studien zur Aufmerksamkeitsverzerrung zeigen, dass die Verzerrungen nach einer erfolgreichen Therapie reduziert waren. Dabei korrelierte eine Abnahme der Verzerrung mit einer Verminderung der Angst während der Therapie. Ähnliche Ergebnisse finden sich auch für Interpretationstendenzen.

Merksatz

Im Großen und Ganzen deuten die uns derzeit zur Verfügung stehenden Therapiestudien darauf hin, dass Verzerrungen von kognitiven Prozessen durch eine erfolgreiche Therapie reduziert, evtl. sogar eliminiert werden können. Dies gilt sowohl für mehr strategische Prozesse als auch für automatische Prozesse, die keiner willentlichen Kontrolle unterliegen.

Diese Effekte wurden erzielt, obwohl nicht kognitive Prozesse im Fokus der Therapie standen, sondern Verhaltensänderungen oder Veränderungen bestimmter Kognitionen.

Eine interessante Frage ist, ob diese Zusammenhänge auch in die andere Richtung auftreten. Wenn es gelänge, die kognitive Verarbeitung zu verändern, hätte dies Einfluss auf die Emotion, könnte so Angst induziert oder reduziert werden? Ethisch vertretbare Varianten mit „milden" Induktionen kognitiver Verzerrungen sind in den letzten Jahren durchgeführt worden (siehe Mathews & MacLeod, 2005).

Begonnen wurde zunächst mit dem Training von Aufmerksamkeitsverzerrungen. Mit Hilfe eines Computerprogramms wurde eine Gruppe von Versuchsteilnehmern trainiert, ihre Aufmerksamkeit auf Negatives zu richten und dort zu halten, während die andere Gruppe lernte, auf neutrale Stimuli zu achten. Die Experimente sahen ungefähr so aus: Die Versuchspersonen mussten so schnell wie möglich auf einen gelben Punkt, der auf dem Bildschirm erschien, reagieren. Bevor der Punkt auf dem Bildschirm erschien, wurden beiden Gruppen Bilder von lachenden oder ärgerlichen Gesichtern gezeigt. In der einen Gruppe erschien der Punkt meistens dort, wo zuvor ein lachendes Gesicht gesehen wurde. Die Versuchspersonen lernten automatisch, auf das lachende Gesicht zu achten, weil sich dahinter wahrscheinlich der Punkt verbarg. Die Gruppe, die auf negative Gesichter trainiert wurde, fand den Punkt immer hinter den ärgerlichen Gesichtern. Nach dem Training wurden die Versuchspersonen unter Stress gesetzt, indem sie schwierige oder gar unlösbare Aufgaben erhielten. Es zeigte sich, dass die Teilnehmer, die trainiert worden waren, auf die negativen Gesichter zu achten, sich ängstlicher und weniger wohl fühlten als die Teilnehmer der anderen Gruppe. Dieser Unterschied trat jedoch nur unter Stress auf; vor der stresserzeugenden Aufgabe unterschieden sich die beiden Gruppen nicht in ihrer Stimmung. Ein solches Training kann auch „präventiv" eingesetzt werden. In einer anderen Studie wurden Immigranten trainiert auf lächelnde Gesichter zu achten, bevor sie in das neue Land einreisten. Die Gruppe, die solch ein positives Training erhielt, schaffte den Wechsel ins neue Land mit weniger Stress (See et al., 2009).

Die kognitive Verarbeitung scheint ein wichtiger kausaler Faktor bei der Entstehung von Angststörungen zu sein. Dabei sind zwei Prozesse besonders interessant. Verzerrungen der Aufmerksamkeit und der Interpretation. Die Trainingsstudien belegen den kausalen Charakter und sind daher von großer theoretischer Bedeutung. Darüber hinaus weisen sie den Weg zu neuen Behandlungsansätzen. Es ist zu erwarten, dass gerade auf diesem Gebiet in den nächsten Jahren noch viele aufschlussreiche neue Ergebnisse erzielt werden, die sowohl zum Verständnis der Störungen als auch zu neuen Therapien führen werden.

Angst aus der neurophysiologischen Perspektive

Die neuen Erkenntnisse bezüglich der Informationsverarbeitung werden auch von neurophysiologischen Studien gestützt. Am einflussreichsten, vor allem in Bezug auf die Emotion Angst, ist die Theorie von LeDoux (1996). Er steht historisch gesehen in der Tradition der „Evolutionstheorie" der Emotion. LeDoux geht davon aus, dass die verschiedenen Emotionen unterschiedliche Aufgaben haben und damit auch mit unterschiedlichen Hirnsystemen assoziiert sind. LeDoux (z. B. 2001) betonte, dass Verhaltensziele oft ohne Beteiligung des Bewusstseins verwirklicht werden. Emotionale Reaktionen würden überwiegend unbewusst erzeugt, und auch subjektive (bewusste) emotionale Zustände fasse man am besten als Endergebnis unbewusst ablaufender Informationsverarbeitungsprozesse auf. Dabei geht LeDoux davon aus, dass Emotionen sich evolutionär nicht als bewusste Empfindungen entwickelt haben, sondern als verhaltensmäßige und physiologische Spezialisierungen mit dem Ziel, das Überleben und die Fortpflanzung des Organismus in einer feindlichen Umwelt sicherzustellen. Das Ergebnis einer emotionalen Bewertung wird zwar bewusst (wir wissen z. B., dass wir jemanden nicht mögen), aber das heißt nicht, dass die Grundlage der Bewertung unserem Bewusstsein zugänglich sein muss (wir wissen vielleicht gar nicht, warum wir den Betreffenden nicht mögen). Das zum Bewusstsein gelangte Ergebnis beruht möglicherweise auf nichtverbalisierbaren Intuitionen, z. B. ausgelöst durch einen Geruch.

Lokalisierung der Angst im Gehirn

LeDouxs Theorie hat sich vor allem der Erforschung der Angst gewidmet. Die zentrale Schaltstelle im Gehirn für Emotionen, vor allem für Angst, ist die → Amygdala. Hier wird in Millisekunden-Geschwindigkeit entschieden, ob ein Reiz für den Organismus schädlich oder von Vorteil ist. Die zentral gelegenen Kerngebiete der Amygdala haben Verbindungen zu anderen Strukturen im Gehirn, von denen aus jene Hirnregionen angesteuert werden, die dafür verantwortlich sind, dass die körperlichen Abläufe einer Angstreaktion in Gang gesetzt werden. LeDoux konnte in Studien nachweisen, dass nicht alle sensorischen Informationen vom Thalamus zum Neocortex (der Großhirnrinde, in der die bewusste Verarbeitung stattfindet) führen. Ein kleiner Teil der Signale von Auge oder Ohr geht stattdessen nach der Aufnahme im Thalamus über eine einzige

Synapse direkt zur Amygdala. So wird der Körper alarmiert, ohne dass der Neocortex (das Bewusstsein) aktiviert wird. Das Gehirn verarbeitet somit auditive und visuelle Eindrücke kognitiv und affektiv zugleich, allerdings erfolgt die affektive Verarbeitung ein wenig schneller.

Nehmen wir als Beispiel einen Spaziergänger an einem lauen Sommerabend im Park. Plötzlich ertönt ein lauter Knall. Der Spaziergänger schreckt zusammen, das Herz rast, er schaut sich um und sieht ein Feuerwerk. Er richtet sich auf, lacht und genießt das Schauspiel, während die körperliche Erregung langsam abflaut.

Jeder von uns kennt Situationen, in denen wir erst erschrecken und dann feststellen, dass uns keine Gefahr droht. Die an Emotionen beteiligten neuronalen Schaltkreise erlauben also eine äußerst rasche Informationsverarbeitung äußerer Reize (Gefahrenquellen) und ermöglichen dadurch eine schnelle Reaktion (im unteren Millisekundenbereich. Dass diese sehr frühen Prozesse unbewusst ablaufen, bedeutet dabei nicht, dass Emotionen „unbewusst" bleiben müssen. Einen kleinen Moment später (im oberen Millisekundenbereich) erreichen die Signale neokortikale Strukturen wie z. B. die Großhirnrinde und Bewusstsein kommt zustande.

Das menschliche Verhalten wird also von zwei Systemen bestimmt: einem evolutionär alten System, das vor allem schnell, aber auch undifferenziert reagiert und einem wesentlich jüngeren und differenzierteren, dafür aber auch langsameren kognitiven System, das erlaubt, Verhalten besser anzupassen. Dass beide Systeme noch erhalten sind, zeigt, wie vorteilhaft sie sich ergänzen. Schließlich hat das neue System das alte nicht abgelöst, sondern ergänzt. Darüberhinaus wird deutlich, dass die Natur in Kauf nimmt, Fehlalarm auszulösen (auch wenn Personen mit einer Panikstörung dies vielleicht bedauerlich finden). Der Vorteil, schnell vorbereitet zu sein, sollte wirklich eine Gefahr drohen, ist größer, als der Nachteil, sich „umsonst" erschreckt zu haben.

Merksatz

Durch den direkten Informationsfluss zur Amygdala ist sichergestellt, dass wir so schnell wie möglich auf Gefahren reagieren können, ohne erst lange über Handlungsmöglichkeiten nachzudenken, also ohne kognitive Bewertung. Dies ist ein äußerst wichtiger Mechanismus, um zu überleben.

Es bedeutet aber nicht, dass die Angstverarbeitung nur von biologischen oder gar genetischen Faktoren beeinflusst wird. Vielmehr nimmt LeDoux an, dass die meisten Emotionen, so auch die Angst, aufgrund von Lernerfahrungen entstehen, bzw. es das Zusammenspiel von Biologie und Lernerfahrungen ist, das eine möglichst optimale Anpassung an die Umwelt ermöglicht.

Ein weiteres Modell, welches verhaltensbezogene und neurokognitive Theorien integriert und wichtig für unser Verständnis der Angst ist, stammt von Gray (1971, 1982a, 1982b). Während LeDoux vor allem die Verarbeitung bedrohlicher Reize untersuchte, konzentrierte Gray sich mehr auf das Gefühl Angst bzw. Ängstlichkeit. Er entwarf ein theoretisches Erklärungsmodell speziell zur Angst auf Basis eines neuropsychologischen Systems, dem so genannten → Verhaltenshemmsystem (BIS: behavioural inhibition system). Das BIS wird durch drei Klassen von Stimuli aktiviert: Bestrafung, Nicht-Belohnung (Ausbleiben von Belohnung) und neuartige, fremde Stimuli. Auf diese reagiert das System wiederum dreifach: Andere gleichzeitige Reaktionen werden gehemmt, das Erregungsniveau steigt und die Aufmerksamkeit wird vermehrt auf die Umwelt gerichtet. Eine Aktivierung des BIS bedeutet Angst. Anxiolytisch wirkende Stoffe wirken diesen Reaktionen teilweise entgegen. Das neuronale Substrat des BIS sieht Gray im Hippocampus und den Septumkernen, dies sind phylogenetisch alte Hirnstrukturen im limbischen System, die er unter der Bezeichnung → septohippocampales System (SHS) zusammenfasste und für Angstreaktionen verantwortlich machte. Die Aktivierung des SHS wird über → noradrenerge und → serotonerge Transmitter vermittelt, die generell bei Angst und Stress eine große Rolle spielen.

Nach Grays Ansicht besitzen ängstliche Menschen ein besonders aktives und sensibles Verhaltenshemmsystem, das auf neue oder aversive Reize mit übertriebener Hemmung reagiert. Besondere Bedeutung hat das BIS erlangt, weil es sich als einer der wenigen relativ reliablen Risikofaktoren für Angststörungen erwiesen hat, d. h. Kinder, die diese Verhaltenshemmungen zeigten, entwickelten später eher eine Angststörung.

Es gibt ein weiteres neuro-physiologisches Modell, das sich ausführlicher mit der → Endokrinologie der Angst beschäftigt. Was dieses Modell so interessant macht ist, dass es versucht Ärger, Angst und Depression voneinander zu unterscheiden, sowohl in ihrer Aufgabe als auch im physiologischen Ausdruck. Entwickelt wurde die Neuroendokrine Theorie der Emotion von Henry (1986), einem Professor für Psychiatrie. Er geht davon aus, dass die Tatsache, welche Emotion bei Menschen (oder auch bei Tieren) auftritt, ob z.B. Angst oder Ärger, stark davon abhängt, wieviel Kontrolle eine Person über die Situation hat, bzw. wie sie ihre Kontrolle einschätzt. Henry nimmt an, dass der Frontalkortex besonders gut darin ist zu analysieren, welche Emotion in welcher Situation angemessen ist, d.h. zur besten Reaktion führt. Wenn Personen sich herausgefordert oder auch bedroht fühlen und sie sich der Herausforderung gewachsen sehen, dann tritt im Allgemeinen Ärger auf. Die passende Verhaltensreaktion ist dann der Angriff. Manchmal aber sollte die Herausforderung nicht angenommen werden, weil zum Beispiel der Gegner zu stark oder die Situation zu komplex ist. Die Kontrolle ist bedroht, es kommt zu Angst, und die passende Reaktion ist Flucht. Ist eine Situation jedoch hoffnungslos, die Person nimmt keinerlei Kontrolle wahr und sieht auch keine Möglichkeit, sich der Situation zu entziehen, dann kann es nach einiger Zeit zu einer Depression kommen. Die passende Verhaltensreaktion ist Passivität und „Unterwürfigkeit", auch unter dem Aspekt, Energien zu sparen, bis Aktionen wieder sinnvoll werden. Um diese Verhaltensmuster optimal vorzubereiten, werden sie zuerst neurologisch und dann endokrin umgesetzt. Bei Angst ist das typische neuroendokrine Muster folgendermaßen: Aktiviert werden die Amygdala, das limbische System sowie der Frontalkortex. Das autonome Nervensystem wird angesteuert und schüttet Noradrenalin und Adrenalin aus, wodurch der Cortisolspiegel steigt. Ärger hat ein ähnliches, aber nicht identisches Profil. Auch hier wird Noradrenalin, und in geringerem Maße als bei Angst, Adrenalin freigesetzt, zusätzlich wird bei der Ärgerreaktion Testosteron ausgeschüttet, Kortisol dagegen erhöht sich nicht. Bei Depression ist die Kortisolreaktion die stärkste, das Testosteron wird sogar verringert, und Endorphine werden ausgeschüttet.

Die Unterschiede der physiologischen Reaktion sind zum Teil relativ klein. So ist es auch nicht verwunderlich, dass zwar sehr viele Studien Henrys Modell stützen, aber auch genügend Gegenbeispiele gefunden werden können. Es ist insgesamt sehr schwer, physiologische Reaktionen eindeutig an Emotionen zu koppeln. Zum einen mischen sich Emotionen, so kann Ärger sich mit Angst mischen, Angst ist häufig gemischt mit Depression, und auch Ärger und Depression können gemeinsam auftreten (und manchmal Auslöser eines Selbstmordes sein). Mischen sich die Emotionen, dann mischen sich auch die physiologischen Reaktionen.

Ein weiteres Problem ist, dass die Reaktionen im Gehirn in Millisekunden ablaufen – und damit gut gemessen werden können, da in Experimenten so Reize eindeutig an Reaktionen gekoppelt werden können. Die körperlichen Reaktionen, die auch das periphere Nervensystem einschließen, treten aber deutlich verzögert auf, die Kopplung an Reize ist schwieriger, und erhöhtes Kortisol ist oft erst 10–15 Minuten nach einem Stressor messbar. In der Zwischenzeit kann viel passieren. Die Reiz-Reaktions-Koppelung ist auf Grund der zeitlichen Verzögerung bei endokrinen Reaktionen also schwieriger. Wir stehen hier also immer noch relativ am Anfang, die komplexeren Zusammenhänge zu entschlüsseln.

Moderne Bildgebungsverfahren (wie → fMRI, → EEG, → Petscan) haben zu vielen neuen Erkenntnissen über die Verarbeitungsabläufe im Gehirn, gerade auch bezüglich der Angst, geführt. Trotzdem stehen wir hier erst am Anfang und ich wäre nicht überrascht, wenn in zehn Jahren schon einige Theorien, die ich hier vorgestellt habe, überholt sind.

Obwohl wir die Physiologie schon länger recht gut messen können, sind noch viele Fragen offen. Doch trotz der noch unsicheren Befundlage, haben die neuro-physiologischen Theorien viele Erkenntnisse gebracht. Sie können zeigen, dass Angst eine spezifische Emotion ist, mit spezifischem Reaktionsmuster und mit dem eindeutigen Ziel, das Verhalten optimal an Bedrohung anzupassen und schnelle Reaktionen zu erlauben. Nicht zuletzt treffen diese Modelle auch erste Aussagen darüber, wie und wo der Prozess der Angst fehllaufen kann und wie auf diese Weise Angststörungen entstehen können.

Angst und Kultur

Die bisher vorgestellten Modelle haben sich auf das Individuum und seine physiologischen bzw. kognitiven Reaktionen bezogen. Verhalten findet aber immer in einem Kontext statt. Über diesen, bzw. die Kultur und ihren Einfluss, ist noch wenig gesagt worden. Ein Grund, warum kulturelle Aspekte im Zusammenhang mit Emotionen selten betrachtet werden, ist wahrscheinlich „berufspolitischer“ Natur: Die Emotionen sind Gegenstand der Betrachtung und Forschung in der Psychologie – und die richtet sich klassischerweise eher auf das Individuum; dadurch wurde die Rolle der Kultur weitestgehend den Anthropologen überlassen. Es fand beinahe kein interdisziplinärer Austausch statt. Hinzu kommt, dass den Gebieten eine andere Wissenschaftssprache und andere Forschungsmethoden zu eigen sind. So haben kulturelle Aspekte der Emotionen bis heute wenig Berücksichtigung in der Psychologie gefunden. Es waren Anthropologen wie Klineberg (1940) oder

Mead (1935), die betonten, dass Emotion ohne Kultur nicht denkbar ist. Die Sozial-Konstruktivisten gehen sogar noch sehr viel weiter: Sie gehen davon aus, dass Emotionen reine Kulturprodukte sind, und die Biologie gar keine Rolle spielt. Sie nehmen weiter an, dass scheinbar objektive naturwissenschaftliche Tatsachen tatsächlich das Ergebnis von Prozessen der sozialen Konstruktion sind und abhängig von der sozialen Situation des Labors oder der Forschungseinrichtung. Aber die extreme Annahme, dass Emotionen allein von kulturellen Gegebenheiten abhängen, kann vor dem Hintergrund heutiger Forschungsergebnisse nicht aufrechterhalten werden. Emotionen haben biologische Grundlagen, aber es gibt auch kulturelle Einflüsse, und diese sind zu lange ignoriert worden.

Eine einflussreiche Übersichtsarbeit zu kulturellen Aspekten von Emotionen (Mesquita & Frijda, 1992) betrachtete sowohl psychologische als auch anthropologische Studien und versuchte, hier Brücken zu schlagen. Überwiegend zeigte sich eine hohe Übereinstimmung zwischen den Kulturen bezüglich der Emotionen, der Mimik, der physiologischen Reaktion und ihrem subjektiven Empfinden. Die interkulturellen Übereinstimmungen sprechen für einen stärker biologischen Einfluss. Allerdings warnen die Autoren vor zu schnellen Schlüssen, da insgesamt nur wenige Studien zur Thematik vorliegen. Grundsätzlich scheinen die kulturellen Unterschiede eher darin zu liegen, wann Emotionen gezeigt werden, und weniger, welche Emotionen gefühlt werden.

Auch Angst kommt in jeder Kultur vor, doch ob man sie zeigt, und in gewissem Maße auch wovor man Angst hat, kann in verschiedenen Kulturen voneinander abweichen. So gibt es in allen Ländern vergleichbare Angststörungen, aber es gibt Variationen in den begleitenden Symptomen. Manchmal gibt es auch ganz eigene Angststörungen. Ein Beispiel ist → Koro, eine Angst, die vor allem bei männlichen Asiaten auftritt. Diese haben Angst, ihre Genitalien würden schrumpfen und sich in den Körper zurückziehen, was schließlich zum Tod führen würde. Auch diese Angst hat mit dem Wunsch nach Gleichgewicht von Ying und Yang zu tun. Bei Koro ist das Ying zu stark. Die Betroffenen haben panische Angst zu sterben. Es wurden ganze Epidemien von Koro berichtet. Also gibt es eine Art soziale Ansteckung bei dieser Phobie. Am bekanntesten ist wahrscheinlich → Taijin Kyfusho, eine besondere Variante der sozialen Phobie, die es nur in Japan und Korea gibt. Die betroffenen Personen fürchten, andere peinlich zu berühren. Sie haben dabei keine Angst, sich selbst lächerlich zu machen, sondern vielmehr, bei anderen Personen Gefühle der Peinlichkeit auszulösen. Die Betroffenen befürchten, andere durch ihre Mimik oder ihren Geruch oder Auffälligkeiten im Aussehen, wie z. B. ein Muttermal, zu beleidigen. Überhaupt scheint es verständlicherweise gerade bei den sozialen Ängsten die größten kulturellen Unterschiede zu geben. Schließlich hängen soziale Ängste eng mit den sozialen Wünschen und Anforderungen einer Gesellschaft zusammen. So fürchtet man in den westlichen Gesellschaften eher Situationen, in denen man etwas leisten muss (z. B. eine Rede halten oder sich präsentieren), während in den östlichen Gesellschaften soziale Interaktion stärker gefürchtet wird.

Merksatz

Kultur hat also einen Einfluss auf das Erscheinungsbild der Angst, sowohl darauf, wann Angst gezeigt werden darf, als auch auf das, was gefürchtet wird; trotzdem überwiegen die kulturellen Gemeinsamkeiten.

Literatur

Niedenthal, P., Krauth-Gruber, S., Ric, F. (2006). Psychology of emotion: Interpersonal, experiential, and cognitive approaches. New York, Psychology Press

LeDoux, J. E. (1996). The emotional brain: The mysterious underpinnings of emotional life. New York, Simon & Schuster

Es gibt ein Sonderheft zur „Cognitive Bias Modification" vom Journal of Abnormal Psychology, 2009 (Vol 118, 1).

2

Von der Angst zur Störung

Wie entsteht eigentlich eine psychische Störung? Es gibt ganz unterschiedliche Erklärungsansätze, wie es zu einer Angststörung kommen kann: eher biologisch orientierte Theorien, das psychoanalytische Modell, lerntheoretische Ansätze oder die kognitive Sichtweise, alle tragen sie zum Verständnis bei. Sie werden in diesem Kapitel vorgestellt und ein erster Versuch, sie zu integrieren, erfolgt.

Wie wird aus einer normalen funktionellen Angst eine Angststörung? Es ist äußerst wichtig, sich mit der Frage der Kausalität der Entstehung psychischer Störungen zu befassen. Ist mehr über die Faktoren bekannt, die zum Entstehen einer Störung beitragen, kann diese Störung wahrscheinlich besser und vor allem dauerhafter behandelt und evtl. schon vorher verhindert werden. Das Wissen um die Ursachen und Risikofaktoren einer Störung legt somit die Grundlage für Prävention und Behandlung. Will eine Behandlung erfolgreich sein, muss sie die Bedingungen, die zum Auftreten der Störung geführt haben, verändern. Tut sie dies nicht, ist die Gefahr eines Misserfolges oder eines Rückfalles groß. Es verwundert daher nicht, dass sich die Wissenschaft in den letzten Jahren und Jahrzehnten vermehrt der Frage nach den Ursachen von psychischen Störungen zugewandt hat.

Allerdings ist Kausalität ein sehr komplexes Konstrukt. Es gilt die biologischen Faktoren, die Lerngeschichte, die Art des Denkens, die Lebensumstände, Erfahrungen, die Persönlichkeit und die kulturellen Bedingungen zu betrachten, um die Kausalität aufzuklären – (und dies ist keine erschöpfende Liste der wichtigen oder gar der möglichen Faktoren). Überdies wäre es zu kurz gegriffen, nur die Faktoren zu betrachten, die vor dem Auftreten der Störung eine Rolle spielen, auch die aufrechterhaltenden Bedingungen sowie solche, die zu einer Remission führen, sind wichtig, um die Ätiologie einer Störung zu beschreiben.

Monokausale Erklärungsmodelle

In der Psychologie und Psychiatrie haben monokausale Modelle vorgeherrscht. Man versuchte, psychische Probleme möglichst auf eine Ursache zurückzuführen, z. B. auf „Dämonen". Dabei war die Ursache oft eng verknüpft mit dem Glaubenssystem der jeweiligen Kultur.

Das biologische Erklärungsmodell: Mit Beginn der wissenschaftlichen Studien, Ende des 19. Jahrhunderts, herrschte zunächst das biologische Modell vor. Man dachte, alle Ursachen in biologischen Vorgängen finden zu können. Es wurde jedoch schnell deutlich, dass psychische Störungen keine rein biologische Ursache haben. Dennoch muss die Biologie eine wesentliche Rolle spielen. Das ist deutlich. Angst ist grundsätzlich eine biologisch sinnvolle Reaktion mit einem hohen Überlebenswert. Sie dient der Signalisierung und Vermeidung von Gefahr. Es ist daher nicht überraschend, dass es eine genetische Basis für Ängstlichkeit gibt. Diese erhöhte Ängstlichkeit könnte eine grundlegende → Vulnerabilität für die Entwicklung einer Angststörung darstellen. Schon in der ersten Hälfte des letzten Jahrhunderts gab es experimentelle Belege für eine Rolle des Schläfenlappens, und insbesondere der Amygdala-Kerne bei Angstprozessen (z. B. Klüver & Bucy, 1937; Weiskrantz, 1956). Hinsichtlich der Vererbung der Angststörungen liefert sowohl die Tier- als auch die Humanforschung eine Reihe deutlicher Hinweise dafür, dass Ängstlichkeit genetisch veranlagt ist (Barlow 1988; Marks 1986, 1987). Zu den wichtigsten Befunden gehören die Ergebnisse selektiver Züchtungsversuche, bei denen innerhalb weniger Generationen durch Rückkreuzung ängstliche Tiere gezüchtet werden konnten sowie die Ergebnisse aus Familien- und Zwillingsstudien. Diese Studien zeigen höhere Konkordanzraten bei → monozygotischen als bei → dizygotischen Zwillingen (Carey & Gottesmann, 1981; Torgerson, 1983; Andrews et al., 1990). Dies gilt vor allem, wenn nicht einzelne Angststörungen, sondern ein relativ breites Spektrum von Angstsymptomen betrachtet werden (Andrews et al., 1990). Derzeit kann nicht davon ausgegangen werden, dass eine spezifische → Transmission für einzelne Angststörungen vorliegt. Das heißt, mit großer Sicherheit wird nicht die Störung an sich vererbt, sondern eine Veranlagung (auch Vulnerabilität oder Prädisposition genannt) dafür, solche Störungen zu entwickeln. Für die genaue Ausformung der einzelnen Störungsbilder scheinen Umwelteinflüsse eine entscheidende Rolle zu spielen (Kendler et al., 1987). Zudem zeigen die Studien stets, dass ein großer Teil der untersuchten eineiigen Zwillinge hinsichtlich der Entwicklung einer Störung nicht übereinstimmt, oft zeigt nur ein Zwilling die psychische Störung, d.h. nicht-genetische Faktoren sind eindeutig von großer Bedeutung (Reiss et al., 1991).

Das psychoanalytische Erklärungsmodell: Eine andere einflussreiche monokausale Theorie stammt von Sigmund Freud. Freud war der wohl bekannteste und lange Zeit einflussreichste Theoretiker bezüglich klinischer Angstphänomene. Der Begründer der Psychoanalyse stellte zwei Angsttheorien auf, die Forschung und Praxis bis heute inspirieren. In seiner Arbeit „Über die Berechtigung, von der Neurasthenie einen bestimmten Symptomenkomplex als Angstneurose abzutrennen" beschrieb Freud (1895) in seiner ersten Angsttheorie Angstsyndrome, die seiner Ansicht nach zu Unrecht mit anderen Beschwerden in der Kategorie „Neurasthenie" enthalten waren. Freud stellte hiermit als einer der ersten die „Angstneurose" als einen eigenen Symptomkomplex dar, was für die klinische Psychologie richtungweisend war. Sein Vorschlag, eine Gruppe von Syndromen abzutrennen, folgte einem modernen Prinzip, nämlich der Definition von Störungen aufgrund gemeinsamer Ätiologie und pathologischer Mechanismen. Unter einer Angstneurose verstand Freud einen Symptomkomplex, der in drei Symptomgruppen aufgeteilt werden kann und „sich um das Hauptsymptom der Angst gruppieren lässt":

1. Allgemeine Reizbarkeit: Hierbei handelt es sich um ein bei der Angstneurose konstant vorkommendes Symptom. Sie entsteht entweder durch eine Anhäufung von Erregung oder durch die Unfähigkeit, diese zu ertragen, z.B. die Gehörshyperästhesie (Überempfindlichkeit gegenüber Geräuschen).
2. Ängstliche Erwartung: Dieses Kernsymptom der Angstneurose umfasst Ängstlichkeit und die Neigung zu einer, über die plausible Ängstlichkeit hinaus, pessimistischen Auffassung der Dinge, bekannt als Gewissensangst (Zweifelsucht). Bei Betroffenen findet sich frei flottierende Angst, die sich mit irgendeinem passenden Vorstellungsinhalt verbindet.
3. Plötzlicher Angstanfall: Dieser steht im Kontrast zur latenten, „konstant lauernden Ängstlichkeit", und bricht auf plötzliche Weise ins Bewusstsein ein. Es zeigen sich dabei Symptome der Atemnot, Herzkrämpfe oder Schweißausbrüche.

Freud sah die Ursache für die von ihm so benannte „Angstneurose" in einem sexuellen Mechanismus, den er als einfachen biologischen Ablauf konzipierte: „Ihre spezifische Ätiologie ist die Akkumulation genitaler Spannung, hervorgerufen durch Abstinenz oder genitale Frustration (um eine allgemeine Formel zu geben, durch den Effekt des Coitus interruptus, der relativen Impotenz des Ehemanns, der Erregungen ohne Befriedigung unter Verlobten, der erzwungenen Abstinenz etc.)" (Freud, 1895, S. 352). Nach Freud sind es zugrunde liegende sexuelle Frustrationen, die verdrängt wurden, und später in Form einer Angstneurose, z. B. Angstanfällen, wieder zum Vorschein kommen.

Freuds zweite Angsttheorie wurde am deutlichsten in seiner Schrift „Hemmung, Symptom und Angst" (Freud, 1926) ausgearbeitet. Freud sah Angst nun vor allem als etwas „Empfundenes", einen „Affektzustand". Die Analyse der Angst ergebe einen spezifischen Unlustcharakter, Abfuhrreaktionen (körperliche Empfindungen, die sich auf bestimmte Organe beziehen) und die Wahrnehmung der Abfuhrreaktionen. Angst entstehe durch das Erleben einer → Urangst, die sich im Geburtsakt unweigerlich entwickele. In dieser Theorie ist Angst nicht nur ein Nebenprodukt aufgestauter sexueller Energie, sie kann darüber hinaus ein nützliches Warnsignal darstellen, das Abwehrmechanismen in Gang setzt. Diese Signalangst entsteht auf der Basis von Erinnerungen an Erfahrungen traumatischer Angst, deren Prototyp das Geburtstrauma darstellt und die durch spätere Erfahrungen des hilflosen Kleinkindes verstärkt wird; solche Situationen sind etwa die Trennung von wichtigen Personen, Liebesverlust, Kastrationsangst und später Schuldgefühle. Erwachsene erleben ähnliche Situationen, diese wirken aber meist weniger angstauslösend, da das „Ich" durch frühere Erfahrungen in der Kontrolle solcher Gefahren geschult wurde. Wenn dies jedoch nicht der Fall war, können Situationen, die an kindliche Gefahrensituationen erinnern, in einem erneuten Bewältigungsversuch alte Ängste mobilisieren.

Die Belege für Freuds weitgreifende Ideen stammen fast ausschließlich aus Berichten von Analytikern über ihre Gespräche mit Patienten. Dabei wurden meist nur einige wenige Fälle oder gar nur Einzelbeobachtungen herangezogen. Diese konnten kaum jemals durch systematische Forschungen bestätigt werden, wenn solche Versuche überhaupt unternommen wurden. Neuere kritische Übersichten des Freudschen Ansatzes finden sich bei Roth (1984) und Michels et al. (1985) sowie Grünbaum (1984). Einer der wichtigsten Kritikpunkte betrifft die mangelnde Überprüfbarkeit der Validität psychoanalytischer Interpretationen (Popper, 1962). Es gibt keine Beweise, dass verdrängte sexuelle Konflikte die Grundlage späterer Angststörungen sind.

Die Belege für die Wirksamkeit der Psychoanalyse sind spärlich, und insbesondere bei Ängsten ist sie der Verhaltenstherapie deutlich unterlegen (Grawe et al., 1994). Es wurden allerdings auch kaum adäquate kontrollierte Studien zur Psychoanalyse durchgeführt, und die Untersuchungen zu psychoanalytisch orientierten „Kurztherapien" haben inkonsistente Ergebnisse gebracht. Freud hat dennoch u.a. dadurch einen wichtigen Beitrag für die Klinische Psychologie geliefert, dass er die ersten Störungsbilder beschrieb (und dies recht zutreffend).

Das lerntheoretische Erklärungsmodell: Stattdessen wurde ein Modell populär, das vor allem das Erlernen von Ängsten zentral stellte. Tatsächlich ist die Veränderbarkeit von Angstreaktionen durch Erfahrung biologisch gesehen genauso sinnvoll wie die genetische Veranlagung. So lernen Tiere zum Beispiel sehr schnell, Menschen zu vermeiden, auch wenn sie vorher nie Kontakt zu ihnen hatten. Im Vergleich zu anderen erlernten Eigenschaften zeichnen sich erlernte Ängste durch eine besondere Löschungsresistenz und stärkere Generalisierung auf ähnliche Auslöser aus. Lernen ist traditionell von den Behavioristen (Watson, Skinner und anderen) erforscht worden. Diese waren vor allem an den Mechanismen des Lernens interessiert und suchten Lerngesetze, die für alle Lebewesen gültig waren. Sie untersuchten im Allgemeinen Tiere in kontrollierten Laborsituationen und übertrugen die gefundenen Ergebnisse, oft ohne viel Fachwissen, auf den Menschen. Dabei sahen sie den Organismus weitgehend als Tabula rasa an, der erst durch Lernerfahrungen geprägt wird. Hier soll kurz das wohl bekannteste „Experiment" der Psychologie betrachtet werden, der Versuch, eine Phobie anzulehren.

Ende 1919 führten John Watson und Rosalie Rayner jenes berühmte Experiment durch, das zeigen sollte, dass Angst konditionierbar ist (vgl. Watson & Rayner, 1920).Es existieren aber sehr viele Veröffentlichungen (siehe Paul & Blumenthal, 1989), die zu Recht ernsthafte Zweifel an den Methoden des Experiments und der Interpretation der Ergebnisse äußern. Zudem sind Replikationsversuche überwiegend gescheitert (Bregman, 1934). Trotzdem ist der kleine Albert fest als Beispiel eines Kindes, das das Fürchten lernte, in den Köpfen verankert. Während der Versuche wurden Albert verschiedene Reize gezeigt (z.B. Spielzeug, Watson selbst, Kaninchen, eine Ratte etc.) und gleichzeitig wurde er auf verschiedene Arten (meist mit lauten Geräuschen) erschreckt, um so eine Phobie zu konditionieren. Videoaufnahmen zeigen, dass Albert zum Trost am Daumen nuckeln wollte. Der Daumen wurde ihm aber wiederholt aus dem Mund genommen, woraufhin er weinte. Weinte er nun, weil er Angst vor der Ratte hatte oder weil der Daumen fort war? Zudem hat Watson sowohl den aversiven Lärm produziert als auch alle Gegenstände dargeboten. So waren vielleicht nicht die Gegenstände, die er präsentierte, zum konditionierten Reiz geworden, sondern Watson selbst war es? Hierfür spräche, dass Albert weinte, als Watson seine Haare zeigte. Eigentlich hatte Albert erstaunlich wenig Angst vor der Ratte (sein Verhalten deutete eher auf einen Annäherungs-Vermeidungskonflikt hin), was Watson veranlasste, immer wieder Ratte und Lärm zu paaren, aber selbst dies hatte am Ende kaum Angst zur Folge.

Auch wenn Watsons Experiment heute umstritten ist, spielt das Lernen eine wichtige Rolle in der Entstehung von Angststörungen. Dass Angst tatsächlich erlernt werden kann, zeigen u. a. Tierexperimente, beispielsweise von Susan Mineka und Kollegen (siehe Kapitel 4). Diese Experimente verdeutlichen gleichzeitig, dass es nicht allein das Lernen ist, welches Angststörungen verursacht, sondern dass die „Persönlichkeit" oder auch der Denkstil ebenso kausale Faktoren sind.

Das kognitive Erklärungsmodell: Die jüngste große Strömung, die versucht die Ätiologie psychischer Störungen zu erklären, ist die kognitive Psychologie. In der Psychologie und Psychotherapie hat seit den siebziger Jahren eine „kognitive Revolution" stattgefunden (Gardner, 1985; Baars, 1986). Diese Revolution manifestierte sich in der rapiden Entwicklung von kognitiven Therapieansätzen: Waren es anfangs drei Therapieformen, die eindeutig unterschieden werden konnten, Becks kognitive Therapie (1970, 1976), Ellis' Rational-Emotive-Therapie (1962) und Meichenbaums Stressimpfungstraining (1985), gab es Ende der 1980er-Jahre schon über 20 solcher Therapien (Mahoney & Lyddon, 1988). Dieser Entwicklung liegen zum großen Teil die beachtlichen Behandlungserfolge der kognitiven Therapien zugrunde.

Aaron T. Beck hatte in den 60er Jahren depressive Patienten untersucht. Ihn interessierte, ob diese wirklich die von der psychoanalytischen Theorie postulierte ‚versteckte Feindseligkeit' aufwiesen. Statt dessen fand er bei seinen Patienten ein negatives, verzerrtes Selbstkonzept. Auf diesem Befund aufbauend entwickelte er sein Therapiekonzept, das davon ausgeht, dass kognitive Verzerrungen, die zu einem negativen Selbstkonzept führen, der Depression zu Grunde liegen. Es müssen nach Beck drei Ebenen der kognitiven Verarbeitung unterschieden werden: automatische Gedanken, Schemata und Überzeugungen. Automatische Gedanken sind leicht zugänglich, bewusst und laufen sozusagen an der Oberfläche ab; sie sind der Kommentar zu unseren Handlungen und Reaktionen auf die Umwelt. Schemata sind übergreifende Organisationen von Wissen, die Information in abstrakter, generalisierter Form enthalten. Sie sind nicht so leicht bewusst zu machen und enthalten Informationen über das Selbst und die Beziehung zur Welt. Sie ermöglichen im Allgemeinen eine schnellere und effektivere Informationsverarbeitung. Sie können aber auch dysfunktional (und damit störungsursächlich) sein, z. B. ein für die Entstehung von Angststörungen typisches Schema wäre, „Die Welt ist gefährlich" evtl. gekoppelt mit „Ich kann wenig tun, um Sicherheit herzustellen". Diese Schemata können unter optimalen Bedingungen inaktiv sein und somit den Betroffenen nicht beeinflussen. Kommt es jedoch zu belastenden oder besonders schwierigen Lebenssituationen, werden diese Schemata aktiviert. Die automatischen Gedanken, beispielsweise „Das schaffe ich nicht", beeinflussen die Stimmung, und es kann zu einer Angststörung kommen. Die kognitiven Erklärungsmodelle werden heute in Psychologie und Psychotherapie zur Erklärung vieler Angststörungen herangezogen.

Multifaktorielles Erklärungsmodell: Die Vielfalt der bei Angststörungen beobachteten Phänomene kann nach dem derzeitigen Kenntnisstand aber am besten durch ein multifaktorielles Modell erklärt werden, nämlich das → Vulnerabilitäts-Stress-Modell, das die Erkenntnisse der verschiedenen Richtungen integriert. Dieses Modell ist inzwischen die bevorzugte Erklärung für eine ganze Reihe psychischer und psychosomatischer Störungen (vgl. Zubin & Spring, 1977). Der Grundansatz besagt, dass die betreffenden Störungen durch eine Kombination von prädisponierenden (Vulnerabilitäten) und auslösenden Faktoren (Stress) entstehen. Die Vulnerabilität kann z. B. genetischer, aber auch anderer somatischer oder psychischer Natur sein. Zum Auftreten der Störung kommt es jedoch erst, wenn auslösende Bedingungen wie etwa psychosoziale und somatische Belastungen oder Lernerfahrungen hinzukommen. Natürlich können konstitutionelle Gegebenheiten auch das Auftreten spezifischer Lernerfahrungen begünstigen. Die Faktoren hängen also eng zusammen. Hinzu kommen die aufrechterhaltenden Faktoren, die dafür verantwortlich sind, dass eine Störung sich verfestigt. Nur wenn alle drei Faktoren, Vulnerabilitäten, Stressoren und aufrechterhaltende Faktoren betrachtet werden, entsteht ein mehr oder weniger vollständiges Bild der Entstehung psychischer Störungen.

Literatur

Barlow, D.H. (2002). Anxiety and its disorders: The nature and treatment of anxiety and panic. New York, Guilford Press

Rachman, S. (2004). Anxiety: a modular course. New York, Psychology Press

3

Panik

Panik ist das intensivste Gefühl von Angst, so stark, dass der Impuls zu rennen, zu entkommen überwältigend ist. Panik signalisiert akute Gefahr, ist ein Gefühl des Schreckens, ja manchmal auch der Todesangst. Der Begriff „Panik" leitet sich von dem Namen des altgriechischen Hirtengottes Pan ab. Dieser neigte dazu, in freier Natur zu entspannen und gerne ein Nickerchen zu halten. Wurde er dann in seinem Schlaf gestört, reagierte er äußerst ungehalten und versetzte die Störenfriede, Menschen ebenso wie Viehherden, in plötzlichen Schrecken. Er soll einen solch furchtbaren Wutschrei ausgestoßen haben, dass manche von ihnen auf der Stelle vor Schreck starben. Die anderen rannten in wilder Flucht voller „Pan"-ik, davon. Doch wann wird dieses Gefühl zur psychischen Störung, und wie können wir das erklären?

Jeder kennt das Gefühl der Panik und zwar aus echten Gefahrensituationen, z. B. bei einem Autounfall oder einem Beinahe-Unfall, auch ein plötzlich knurrender Hund kann Panik auslösen, manchmal reicht ein knackender Ast, nachts in einsamer Gegend. Es kommt sofort zu einer heftigen körperlichen Reaktion, die auf die Bedrohung vorbereiten soll. Ist die Gefahr dann vorüber, flaut die Angst langsam wieder ab. Je nachdem was dann wirklich passierte, kann es sein, dass man sich noch eine ganze Weile schwach fühlt, das Herz rast, oder man zittert. Dies hat mit dem natürlichen zeitlichen Verlauf der Angstreaktion zu tun, die schnell eintritt aber nur langsam wieder abklingt, aber auch damit wie intensiv noch über das Ereignis nachgedacht wird. Manchmal wird ja erst nach einem solchen Ereignis deutlich, wie gefährlich es wirklich war, dass einer Katastrophe nur knapp entkommen wurde. Aber dann beruhigen sich die Gefühle wieder, die Gefahr ist vorbei, es ist nichts passiert. Nicht immer tritt diese heftige Angstreaktion nur dann auf, wenn wirklich eine Bedrohung vorhanden ist. Manchmal scheint die Panik aus dem Nichts zu kommen. Solche überraschenden Angstanfälle haben ca. 30 % der Bevölkerung irgendwann einmal in ihrem

Leben, sie sind also nicht allzu selten. Die Betroffenen fühlen sich einer schrecklichen Gefahr ausgesetzt, ohne dass sie rational eine Bedrohung erkennen können. Hier zwei Beispiele für solche Panikanfälle.

Frau W. erholte sich nach einer Mandeloperation nur sehr langsam wieder und verbrachte fast vier Wochen im Bett. Sie fand das ungewöhnlich, war sie doch im Allgemeinen fit und sehr aktiv. Während ihrer Erkrankung jedoch war sie manchmal zu schwach, die Beine zu bewegen. Endlich ging es Frau W. besser, und ein Urlaub war geplant. Da ihr Pass erneuert werden musste, fuhr sie mit ihrer kleinen Tochter zum Einwohnermeldeamt. Dort war eine lange Schlange, und Frau W. stellte sich auf eine längere Wartezeit ein. Nach einer Weile wurde ihr schwindelig, und eine leichte Übelkeit trat auf. Zuerst dachte sie nur an eine Magen-Darm-Grippe, aber der Schwindel wurde immer stärker. Frau W. hatte das Gefühl, gleich umzukippen selbst im Sitzen, ihr war schwindelig, schlecht, sie hatte ein seltsames Druckgefühl im Nacken, außerdem wurde ihr heiß. Frau W. versuchte so lange wie möglich, ihren schlechten Zustand zu verbergen, vor allem um ihre kleine Tochter nicht zu ängstigen. Aber das Gefühl einer drohenden Ohnmacht wurde immer stärker, so dass sie sich auf den Flur legen musste. Die anderen Wartenden versuchten zu helfen, aber relativ schnell wurde dann beschlossen, den Notarzt zu rufen. Frau W. wurde in die nächste Klinik gebracht.

Eine hervorragende Beschreibung eines Angstanfalles gibt Freud (1895 / 1952, S. 319):

„Diese [Ängstlichkeit] kann vielmehr auch plötzlich ins Bewusstsein hereinbrechen, ohne vom Vorstellungsablauf geweckt zu werden, und so einen Angstanfall hervorrufen. Ein solcher Angstanfall besteht entweder einzig aus dem Angstgefühl ohne jede assoziierte Vorstellung oder mit der nahe liegenden Deutung der Lebensvernichtung, des ‚Schlagtreffens', des drohenden Wahnsinnes, oder aber dem Angstgefühle ist irgendwelche Parästhesie beigemengt (ähnlich der hysterischen Aura), oder endlich mit der Angstempfindung ist eine Störung irgendeiner oder mehrerer Körperfunktionen, der Atmung, Herztätigkeit, der vasomotorischen Innervation, der Drüsentätigkeit verbunden. Aus dieser Kombination hebt der Patient bald das eine, bald das andere Moment besonders hervor, er klagt über ‚Herzkrampf', ‚Atemnot', ‚Schweißausbrüche', ‚Heißhunger' u. dgl. und in seiner Darstellung tritt das Angstgefühl häufig ganz zurück oder wird unkenntlich als ein ‚Schlechtwerden', ‚Unbehagen' usw. bezeichnet."

Wenn wir diese beiden Beschreibungen betrachten, was ist dann das Gemeinsame oder das Kennzeichnende für einen Panikanfall? Freud beschreibt zum einen das typische Merkmal des Panikanfalls, wie er im Rahmen der Panikstörung vorkommt, die Angst scheint aus dem Nichts zu kommen. Dies gilt auch für den davor beschriebenen Fall. Die Angst scheint nicht durch eine bedrohliche Situation ausgelöst worden zu sein. Die Patienten erfahren ein überwältigendes Angstgefühl, das im Allgemeinen gekoppelt ist, mit dem Gefühl sterben zu müssen. Manche fürchten, die Kontrolle zu verlieren und wahnsinnig zu werden. Die Symptome der Angst, wie starkes Herzklopfen oder -stolpern, das Gefühl, keine Luft mehr zu bekommen oder extremer Schwindel, schüren die Todesangst. Wie schon Freud schilderte, klagen die Betroffenen, die einen solchen Angstanfall erlitten, häufig über einen „Herzanfall" oder andere Herz-Kreislauf-Symptome. Den Wenigsten ist bewusst, dass Angst allein derartige Körperreaktionen hervorrufen kann. Dabei steht für den einzelnen Patienten oft ein bestimmtes körperliches Symptom besonders im Zentrum seiner Aufmerksamkeit.

Was ist eine Panikstörung?

Bei den Betroffenen, die keine Erklärung finden für ihren plötzlichen „Anfall", entwickelt sich oft eine Panikstörung. Diese ist eine besonders schwere und in der klinischen Praxis häufige Angststörung. Hauptmerkmal der Panikstörung sind häufige Angst- bzw. Panikanfälle ohne feststellbare körperliche Ursache. Das DSM-IV (Diagnostic and Statistical Manual of Mental Disorders; American Psychiatric Association, 1994), das Klassifikationssystem für psychische Störungen, nennt die Symptome, die mit einer Panikattacke einhergehen:

1. Herzstolpern, Herzklopfen oder beschleunigter Herzschlag
2. Schwitzen
3. Zittern oder Beben
4. Gefühl der Kurzatmigkeit oder Atemnot
5. Erstickungsgefühle
6. Schmerzen oder Beklemmungsgefühle in der Brust
7. Übelkeit oder Magen-Darm-Beschwerden

8. Schwindel, Unsicherheit, Benommenheit oder der Ohnmacht nahe
9. Derealisation (Gefühl der Unwirklichkeit) oder Depersonalisation (nicht ganz da sein, sich losgelöst fühlen, sich entfremdet fühlen)
10. Angst, die Kontrolle zu verlieren oder verrückt zu werden
11. Angst zu sterben
12. Körpermissempfindungen (Taubheit oder Kribbelgefühle)
13. Hitzewallungen oder Kälteschauer

Im DSM-IV werden Angstanfälle über die Anzahl der Symptome (mindestens vier von 13 meist körperlichen Symptomen) und einen akuten Zeitverlauf (mindestens vier Symptome müssen innerhalb von zehn Minuten auftreten) definiert. Die somatischen Symptome von Panikanfällen werden von den Patienten als sehr bedrohlich erlebt und geben Anlass zu massiver Angst vor katastrophalen Konsequenzen, wie der zu sterben oder verrückt zu werden. Die Angstanfälle dauern im Durchschnitt etwa 30 Minuten, können aber auch erheblich kürzer sein.

Von einer Panikstörung (PS) spricht man erst, wenn mindestens ein Teil der Anfälle unerwartet („spontan") auftritt, d.h. die Angst sich keiner realen Gefahr zuschreiben lässt und nicht durch phobische Situationen ausgelöst ist. Solche Anfälle kommen für die Patienten wie „aus heiterem Himmel", ohne dass sie einen Auslöser wahrgenommen hätten. Zur Verdeutlichung: Angstanfälle kommen bei fast allen Angststörungen vor. So berichten 83 % der Patienten mit einer Angststörung auch von Panikanfällen. Aber diese Panikanfälle sind situationsgebunden, d.h. die Angst tritt auf, wenn der Betroffene mit dem gefürchteten Objekt (z.B. einer Spinne) oder Situation (z.B. eine Rede halten müssen) konfrontiert wird. Des Weiteren können Panikanfälle auch bei Depression vorkommen und sind sehr häufig bei → Psychosen anzutreffen, die oft mit massiver Angst einhergehen.

Definition

Sind Angstanfälle nicht situationsgebunden, sondern treten sie ‚ohne Grund' auf, dann liegt eine Panikstörung nahe. Von einer solchen spricht man, wenn es wiederholt zu Panikattacken kommt, oder der Betroffene sich ständig sorgt wieder eine solche Angstattacke zu erleiden. Außerdem dürfen für die Diagnose einer Panikstörung keine organischen Ursachen vorliegen, die „panikähnliche Symptome" hervorrufen könnten (wie z.B. eine Schilddrüsenfehlfunktion).

Neben vielen anderen Autoren, erkannte Westphal (1871) schon Ende des 19. Jahrhunderts, dass die ‚Angst vor der Angst' ein zentrales Kennzeichen der Panikstörung ist.

Obwohl die Betroffenen nach einiger Zeit rational verstehen, dass der Anfall kein Herzinfarkt ist, sondern durch Angst verursacht wird, lösen die Panikanfälle massive Angst aus. Während eines Anfalls ist rationales Denken nicht mehr möglich, die Gefühle übernehmen die Oberhand, und die Patienten fürchten in diesem Moment zu sterben.

Panikstörung mit Agoraphobie

Betroffene unternehmen große Anstrengungen, um sich vor Panikanfällen zu schützen. So kommt es häufig in Folge der Panikanfälle zu → Vermeidungsverhalten: z. B. wird das Autofahren vermieden oder andere Aktivitäten, in denen es gefährlich wäre, einen solchen „Herzanfall" zu erleiden.

Definition

Kommt es zu solchem *offenen* Vermeidungsverhalten, spricht man von einer Panikstörung mit Agoraphobie. → Agoraphobie bedeutet „Angst vor Plätzen öffentlicher Versammlung". Heute meint man damit die phobische Vermeidung all der Situationen bei denen bei einem Angstanfall die Flucht schwierig oder peinlich wäre oder keine Hilfe zur Verfügung stehen würde.

Auch wenn es nicht zu einer Agoraphobie kommt, beeinflusst die Panikstörung das Leben der Angstpatienten dadurch, dass subtiles Vermeidungsverhalten bzw. Sicherheitsverhalten auftritt. Oft tragen die Betroffenen Medikamente bei sich, Telefonnummern von Ärzten oder andere Dinge, die ihnen etwas Sicherheit geben. Das Handy ist immer aufgeladen in der Tasche, evtl. sind Notfallnummern schon programmiert. Viele Patienten vermeiden sportliche Betätigungen aus Angst vor den damit verbundenen Körpersymptomen. Manche Patienten trinken keinen Kaffee oder keinen Alkohol mehr, weil diese Substanzen den Herzschlag erhöhen. Die Situation, die am häufigsten mit Panikanfällen einhergeht, ist das Autofahren. So treten ca. ein Drittel der Panikanfälle im Auto auf, weil es in dieser Situation am gefährlichsten wäre, die Kontrolle über sich zu verlieren. Doch das Belastendste für die Patienten mit einer Panikstörung ist, dass sie trotz aller Vorkehrungen, die sie treffen, die Panikanfälle nicht vermeiden können. Diese bleiben unmöglich vorherzusagen, entziehen sich der Kontrolle. Der Betroffene ist ihnen hilflos ausgeliefert.

Häufigkeiten und Verlauf von Panikstörungen

In der klinischen Praxis ist die Agoraphobie bzw. sind Paniksyndrome die weitaus häufigsten Angststörungen (Agras et al., 1969; Marks 1987). Von allen Patienten mit psychischen Störungen ersuchen diejenigen mit Angstanfällen am häufigsten um professionelle Hilfe und verursachen besonders hohe Kosten durch die Vielzahl konsultierter Spezialisten sowie aufwändige differentialdiagnostische Untersuchungen (Boyd, 1986). Dabei ergaben sich für das Paniksyndrom (ohne Agoraphobie) durchschnittliche Ein-Jahres-Prävalenzen von ca. 1 % und → Lebenszeitprävalenzen zwischen 1,5 % und 2,5 %. Andere Angststörungen sind viel häufiger. Nach diesen Studien tritt die Panikstörung bei Frauen etwa zweimal häufiger auf als bei Männern. Bei ca. zwei Dritteln der Panikpatienten kommt es zu einer Agoraphobie in Folge der Angstanfälle. Nach den retrospektiven Aussagen der Patienten begann die Störung in über 80 % aller Fälle plötzlich mit einem Angstanfall an einem öffentlichen Ort (Öst, 1987; Lelliott et al., 1989). Ein schleichender Beginn ist eher selten (Marks, 1987; Öst, 1987). Zwar gibt es oft Schwankungen im Verlauf der Störung, aber es kommt kaum zu völligen → Spontanremissionen: Besteht die Problematik eine gewisse Zeit – etwa ein Jahr – dann bleibt die Störung meistens bestehen. Es handelt sich also um eine eher chronische Störung. Am häufigsten beginnt sie bei jungen Menschen um die 20 Jahre. Ungefähr die Hälfte der Betroffenen entwickelt noch weitere Störungen, vor allem die Komorbidität mit anderen Angststörungen und den affektiven Störungen ist hoch. Auch Substanzmissbrauch oder Abhängigkeiten sind nicht selten. Sie resultieren teilweise aus dem Versuch, die Panikanfälle selbst zu therapieren. Die Panikstörung ist eine sehr beeinträchtigende psychische Erkrankung, die tief in das Leben der Betroffenen eingreift.

Wie kommt es zu einer Panikstörung?

Die neuere Forschung zu Angstanfällen wurde durch die Entdeckung der Wirksamkeit der trizyklischen Antidepressiva bei der Behandlung der

Panikstörung ausgelöst. Davon angeregt legten Autoren wie Klein (1980) und Sheehan (1982a, 1982b) biologische Modelle vor, in denen davon ausgegangen wird, dass Angstanfälle eine qualitativ besondere Form der Angst darstellen. Klein arbeitete damals mit Imipramin, einem Antidepressivum, und fand eher zufällig dessen Wirksamkeit bei der Panikstörung. Er verabreichte Imipramin Patienten mit Panikanfällen, die nicht von Benzodiazepinen (Beruhigungsmitteln) profitiert hatten. Zu seiner Überraschung sprachen viele dieser Patienten auf das Antidepressivum an. Klein postulierte eine „Behandlungsspezifität": Angstanfälle seien nur mit Antidepressiva zu behandeln, während andere Angstformen (wie z. B. die generalisierte Angststörung) nur auf → sedierende Medikamente ansprächen. Klein meinte, dass die Panikstörung getrennt von den anderen Angststörungen gesehen werden müsse. Er argumentierte weiter, dass das Paniksyndrom biologischer Natur sei. Gestützt wurden seine Ideen auch durch weitere Experimente zur Panikinduktion. So zeigten erste Studien, dass Panikpatienten auf bestimmte biochemische Manipulationen, vor allem Natriumlaktat-Infusionen und CO_2-Inhalationen, grundsätzlich anders reagierten als Kontrollpersonen. Die Infusion löste bei den Patienten Panikanfälle aus. Zudem schien sich die Wirkung der Natriumlaktat-Infusionen durch Imipramin blockieren zu lassen.

Kleins Theorie blieb nicht unumstritten und ist bis heute heiß umkämpft. Seine Gegner entwickelten kognitive Modelle der Panik und beide Seiten versuchten, ihre Theorie zu belegen und die andere zu widerlegen. Somit stehen heute zwei Modelle Seite an Seite:

„Ein Modell, bio-medizinisch, behauptet die Panikstörung sei eine Störung des Körpers, biochemisch, mit einer genetischen Vulnerabilität, deren angemessene Behandlung die medikamentöse Therapie ist. Das andere Modell, kognitiv-behavioral, behauptet die Panikstörung sei eine psychische Erkrankung, basierend auf Fehlinterpretationen, mit einer kognitiven Entstehungsgeschichte, und geeignet für Psychotherapie" (Seligman, 1988, S. 321, Übersetzung der Autorin).

Welche Ursachentheorie stimmt – die biomedizinische von Klein oder die psychologische der Kognitiven Verhaltenstherapie?

Wie sieht die Beweislage aus? Kleins Theorie beruht vor allem auf zwei Annahmen: 1. Patienten mit einer Panikstörung reagieren anders auf tryziklische Antidepressiva als Patienten mit anderen Angststörungen. Bei Patienten mit Panik wirkt Imipramin, Patienten mit anderen Angststörungen helfen Benzodiazepine. 2. Die Panikanfälle sind bei ersteren durch spezifische Substanzen, vor allem Natriumlaktat-Infusionen, auszulösen.

Beide Thesen hielten einer kritischen Überprüfung nicht Stand (vgl. die Übersichten von Margraf et al., 1986; Margraf & Ehlers 1989a; Clark et al., 1990). Im weiteren Verlauf von Kleins Forschung kam es zu einer Neufassung seiner Theorie, bzw. zu einer Spezifizierung, der so genannten Suffocation-Alarm-Theorie (Erstickungs-Alarm-Theorie.) Klein meinte, dass „viele spontane Panikattacken dadurch ausgelöst werden, dass der ‚Erstickungs-Monitor' des Gehirns, fälschlich signalisiert, dass zu wenig gute Luft vorhanden sei und so ein Erstickungs-Alarm-System in Gang setzt (Klein, 1993, S. 306, Übersetzung der Autorin). Klein postuliert, dass der Suffocation-Alarm ein biologischer Mechanismus ist, der aktiviert wird, wenn sich CO_2- und Laktatspiegel im Hirn erhöhen. Dies löst eine Atemkrise aus, welche zu kurzzeitiger → Hyperventilation führt, um dieses Ungleichgewicht zu beheben. Klein zufolge ist die Hyperventilation also eine Gegenmaßnahme. In dieser erweiterten Theorie geht Klein davon aus, dass der Suffocation-Alarm auch durch psychologische Faktoren ausgelöst werden kann. Damit ist sein Modell nun nicht mehr strikt biologisch, sondern vielmehr psycho-biologisch. Patienten mit Panikattacken sollen der Theorie folgend über ein besonders sensibles Suffocation-Alarm-System verfügen. Diese Hypothese löste eine Serie von Untersuchungen aus, die teilweise bestätigen konnten, dass Hyperventilation oder auch die Angst zu Ersticken eine Rolle bei der Entstehung der Panikstörung spielen können. Allerdings gilt dies nur für einen Teil der Patienten, eine ganze Reihe von Panikpatienten zeigt keine Hyperventilation. Kritisiert wird auch, dass dieses Suffocation-Alarm-System im Hirn nicht identifiziert werden konnte.

Kongnitiv-psychologische Modelle zur Panikentstehung

Mehrere wissenschaftliche Arbeitsgruppen haben kognitiv-psychologische Modelle zur Entstehung und Aufrechterhaltung des Paniksyndroms entwickelt. Zentral ist dabei die Annahme, dass „Panikattacken durch die katastrophale Fehlinterpretation bestimmter körperlicher Empfindungen ausgelöst werden" (Clark, 1986, S. 462–463, Übersetzung der Autorin). Einflussreiche Modelle stammen von Barlow und

Clark sowie im deutschen Sprachraum von Margraf und Ehlers. Diesen Modellen ist die Annahme gemein, dass Angstanfälle durch positive Rückkopplung zwischen der Wahrnehmung körperlicher Symptome, deren Interpretation als Gefahr und der daraus resultierenden Angstreaktion entstehen. Als Beispiel soll hier das Modell von Margraf und Ehlers (1989a, 1989b) dienen (Abb. 1).

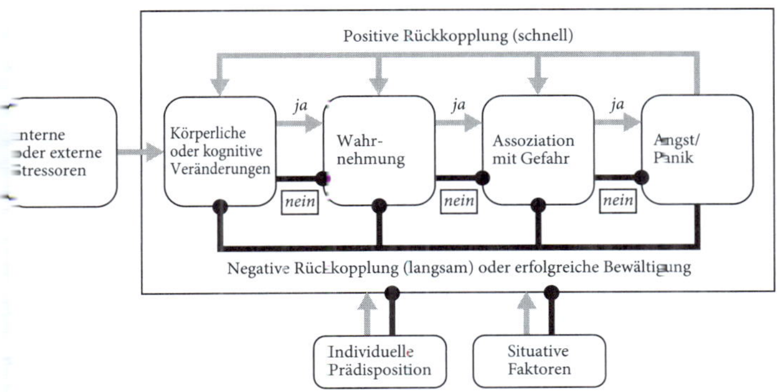

Abb. 1: Das psycho-physiologische Modell der Panikstörung (nach Margraf & Ehlers, 1989a, 1989b)

Die Pfeile in Abb. 1 stellen den positiven Rückkopplungskreis dar. Der Kreis kann an jeder seiner Komponenten beginnen. Typischerweise beginnt ein Angstanfall mit einer physiologischen Veränderung, wie z.B. Herzklopfen oder Schwindelgefühl, oft handelt es sich um normale Schwankungen. Auch externe Auslöser sind möglich, doch das Besondere am Paniksyndrom ist, dass es sich beinahe immer um interne Auslöser handelt. Damit es zu einem Aufschaukelungsprozess der Angst kommen kann, müssen diese Veränderungen von der Person wahrgenommen werden. Diese Wahrnehmungen werden als gefährlich interpretiert (z.B. Herzinfarkt). Die Patienten reagieren nun mit Angst bzw. Panik, d.h. die normale physiologische Furchtreaktion (wie in Kap. 1 beschrieben) und damit der Teufelskreis der Angst werden ausgelöst. Auch die kognitiven Modelle integrieren Hyperventilation, hier jedoch nicht als Gegenmaßnahme, sondern als weiteren Faktor, der Angst auslöst. Für das Auftreten einer Panikreaktion ist es entscheidend, dass die Gefahr für Leib und Leben akut gesehen wird und nicht in fernerer Zukunft. Deuten die Symptome auf eine Erkrankung mit einem langsamen Verlauf hin, dann entsteht Angst und nicht Panik. Es kann zur → Hypochondrie kommen, die mittlerweile öfter als „Gesundheitsangst" bezeichnet und im weiteren Sinne auch als Angststörung verstanden wird.

Welche Faktoren modulieren die Angstreaktion?

Auf die Rückkopplungsschleife können verschiedene Faktoren einwirken und die Angstreaktion modulieren. So können sich psychische und körperliche Zustände, wie körperliche Erschöpfung, das generelle Anspannungsniveau oder hormonelle Schwankungen auswirken. Es ist beispielsweise nicht selten, dass Panik verstärkt in oder nach einer Schwangerschaft auftritt. Zudem sind Panikanfälle auch wahrscheinlicher in Zeiten von Stress, dann genügt ein kleiner Auslöser, um eine solche Attacke auszulösen. Auch situative Merkmale spielen eine Rolle: beispielsweise die Temperatur, Anwesenheit von anderen Personen oder die Körperposition. Es gibt auch individuelle Prädispositionen, die relativ überdauernd Einfluss auf den Aufschaukelungsprozess nehmen. Zum einen ist hier eine hohe → Interozeptionsfähigkeit (Ehlers & Breuer, 1992) zu nennen, Patienten mit einem Paniksyndrom, sind meist sehr gut darin, körperliche Symptome, wie den Herzschlag, wahrzunehmen. Zum anderen spielt die Angst vor der Angst eine große Rolle bei der Aufrechterhaltung der Panikstörung, da sie zu einem ständig erhöhten Angstniveau und zur Hyperventilation führt.

Bewältigungsstrategien

Dem kognitiven Modell zufolge kann der Angstanfall auf zwei Arten beendet werden: durch die wahrgenommene Verfügbarkeit von Bewältigungsmöglichkeiten und durch automatisch einsetzende negative Rückkopplungsprozesse (gekennzeichnet durch die grauen Linien in Abb. 1). Negative Rückkopplungsprozesse können Habituation oder Ermüdung sein. Die wichtigsten Bewältigungsstrategien sind hilfesuchendes Verhalten, z. B. einen Arzt aufzusuchen, und Vermeidungsverhalten. Aber auch Verhaltensweisen wie flaches Atmen oder Ablenkung können zu einer Angstreduktion führen. Versagen diese Bewältigungsstrategien jedoch, führt dies zu einem weiteren Anstieg der Angst.

Es gibt mittlerweile eine ansehnliche Anzahl empirischer Belege für das psychologisch-kognitive Modell. So konnte in Untersuchungen mit standardisierten Interviews bestätigt werden, dass Angstanfälle häufig mit der Wahrnehmung körperlicher Symptome beginnen (Hibbert, 1984; Zucker et al.,1989). Auch konnte gezeigt werden, dass Patienten mit einem Paniksyndrom Körperempfindungen eher mit Gefahr assoziieren als andere Patienten oder Kontrollpersonen (Foa, 1988). Auch die kognitiven Modelle integrieren Hyperventilation, hier jedoch nicht als Gegenmaßnahme, sondern als weiteren Faktor, der Angst auslöst. Sehr gut belegt sind mittlerweile auch selektive Aufmerksamkeitseffekte, die zeigen, dass Angstpatienten unwillkürlich ihre Aufmerksamkeit auf Angstreize lenken (Ehlers et al., 1988; Hope et al., 1990; McNally et al., 1990). Überdies ist die Kognitive Verhaltenstherapie, in deren Mittelpunkt die Veränderung der katastrophalen Fehlinterpretationen steht, extrem erfolgreich in der Behandlung der Panikstörung. Studien konnten außerdem zeigen, dass der Therapieerfolg einsetzte, sobald es gelungen war, die kritischen Kognitionen zu verändern.

Fazit der Forschungsbefunde

Insgesamt sind die kognitiven Theorien der Panik also sehr viel besser belegt als die Theorie von Klein, aber auch hier gibt es selbstverständlich widersprüchliche Ergebnisse. So sind zum einen nächtliche Panikanfälle, nicht gut durch die kognitiven Theorien zu erklären. Auch gibt es eine Untergruppe von Panikpatienten, die keine katastrophalen Gedanken während oder als Auslöser der Panik benennen können. Es gibt sogar Extremfälle von Patienten, die zwar starke physiologische Reaktionen zeigen, z. B. Herzrasen, aber dabei weder Kognitionen noch subjektive Angst berichten, so genannte ‚non-fearful' Paniker. Trotzdem ändern auch diese Betroffenen oft subtil ihren Lebensstil oder sind häufiger beim Arzt zu finden. Das Vorhandensein von „Panikanfällen" bei dieser zugegebenermaßen kleinen Gruppe von Patienten kann die KVT derzeit nicht erklären.

Obwohl mittlerweile unzählige Studien das Vorhandensein von katastrophalen Fehlinterpretationen sowie die besondere Aufmerksamkeit für Gefahrenreize belegen, ist die angenommene Kausalität natürlich sehr viel schwieriger nachzuweisen. Es könnte ja auch sein, dass die Veränderungen Folge der Störung sind und nicht deren Ursache. Hinweise bieten Studien, die zeigen, dass Kognitionen wirklich Panikanfälle auslösen: So lassen sich Angstanfälle dadurch auslösen, dass Assoziationspaare gelesen werden, wie beispielsweise Herzklopfen-Herzinfarkt,

Schwindel-Ohnmacht. Auch verschiedene Studien zur Laktatinfusion zeigten, wie wichtig die Rolle der Interpretation ist. Patienten, denen erklärt wurde, es komme bei Anwendung dieser Tests häufiger zu Panikanfällen, hatten deutlich mehr Anfälle als solche mit neutralen Erklärungen. Andererseits verringerte ausführlichere Information darüber, wie harmlos die Symptome sind, die unter Laktatinfusionen auftreten, die Wahrscheinlichkeit von Panikanfällen deutlich. Hier lassen sich kausale Zusammenhänge andeuten. Ganz ähnlich in neueren Studien, in denen die Aufmerksamkeit mit Hilfe von Reaktionszeitexperimenten trainiert wurde (siehe Kap. 1). Es konnte gezeigt werden, dass bei erfolgreich trainierten Versuchspersonen deutlich weniger Angst in Stress-Situationen auftrat (MacLeod et al., 2002). Die Betroffenen wurden durch „Computerspiele" trainiert, mehr auf positive Reize zu achten, dadurch, dass z. B. ein Punkt, der zu suchen war, meistens nach einem lächelnden Gesicht erschien. Trotzdem bleibt die Diskussion über Korrelat oder Kausalität eine schwierig zu beantwortende Frage, sowohl für die kognitiven Theorien als auch für die biologischen.

Merksatz

Insgesamt sprechen die Daten eher für die psychologischen bzw. kognitiven Modelle. Sie stellen eine vielversprechende Alternative zu den biologischen Ansätzen dar, die ursprünglich den Anstoß für die Einführung der Diagnosekategorie Paniksyndrom gaben.

Nach neueren Studien stimmen diese Modelle mit allen wichtigen Merkmalen des Paniksyndroms überein. Sie haben konvergierende Unterstützung aus Fragebogen-, Interview- und experimentellen Studien erfahren. Einschränkend muss jedoch angemerkt werden, dass die vorliegenden psychologischen Modelle die Aufrechterhaltung der Störung besser erklären, als das Auftreten einzelner Angstanfälle. Es gibt eine Reihe von Punkten, vor allem im Bereich der Entstehung der Störung, die noch weiter spezifiziert werden müssen: Die großen interindividuellen Unterschiede in der Anfälligkeit für Angstanfälle sowie der Wahrnehmung interner Reize und der Assoziation dieser Reize mit Gefahr, legen das Vorhandensein individueller Prädispositionen nahe. Außerdem müssen mehr Faktoren berücksichtigt werden, als es das Modell von Klein oder das Kognitive Modell tun. Mögliche physiologische Vulnerabilitäten schließen eine herabgesetzte Effizienz der zentralen alpha$_2$-adrenergen Autorezeptoren (Charney & Heninger, 1986), mangelndes körperliches Training (Taylor et al., 1987), pharmakologische

Überempfindlichkeiten (z. B. auf Koffein; Boulenger et al., 1984) und genetische Faktoren ein (Marks, 1986). Nach den bisherigen Befunden liegt jedoch keine dieser möglichen Anfälligkeiten bei allen oder auch nur bei der Mehrheit der Panikpatienten vor (zusammengefasst bei Margraf & Schneider, 1989). Vulnerabilitäten können auch durch Vorbilder in der Familie entstehen. Doch wie bei allen Angststörungen wissen wir noch zu wenig darüber, welche Faktoren dazu beitragen, dass eine Person mehr zu den katastrophalen Kognitionen neigt, oder auch warum einige schneller und heftiger physiologisch reagieren. Das Wissen um die Aufrechterhaltung hat geholfen, die Therapie der Panikstörung dramatisch zu verbessern, so dass sie nun eine der am besten zu behandelnden Angststörungen ist.

Literatur

Margraf, J. & Schneider, S. (1989). Panik. Angstanfälle und ihre Behandlung. Berlin, Springer

Roy-Byrne, P. P., Craske, M. G., Stein, M. B. (2006). Panic disorder. Lancet, 16, 1023–1032

Roth, W. T. (2005). Physiological markers for anxiety: Panic disorder and phobias. International Journal of Psychophysiology, 58, 190–198

4

Wer hat Angst vor Virginia Woolf? Spezifische Phobie, Soziale Phobie und Agoraphobie

Arachnophobie, Klaustrophobie, Dentophobia, Catoptrophobia, Gerontophobia, Woolfophobie… Es gibt unendlich viele Namen für Phobien, es werden ständig neue kreiert – aber sind dies alles Phobien? Wer hat Angst vor Virginia Woolf? Drei unterschiedliche Typen von Phobien werden vorgestellt: Die Spezifische Phobie, die Soziale Phobie sowie die Agoraphobie. Ihre Besonderheiten, Merkmale, aber auch die Gemeinsamkeiten dieser Störungsgruppen werden erläutert. Die wichtigsten Theorien zu ihrer Entstehung werden dargestellt mit dem Schwerpunkt auf den Lerntheorien und ihrer Entwicklung und Erweiterung bis zur heutigen Zeit.

Frau E. hat seit ihrer Kindheit sehr große Angst vor Katzen. Sie erzählt, dass sie ungefähr zwei Jahre alt gewesen sei, als eine Katze unvermittelt durch ein Fenster auf ihren Schoß gesprungen sei. Sie habe sich schrecklich erschrocken. Seitdem habe sie panische Angst vor Katzen. Schon als Kind ist sie vor allen Katzen davongelaufen, gab es kein Entkommen, begann sie zu schreien, sie zitterte und ihr brach der Schweiß aus. Auch heute noch reagiert sie mit starken körperlichen Reaktionen und lauten Schreckensschreien. Sie versuche, allen Katzen aus dem Weg zu gehen und meide wenn möglich alle fremden Höfe und Häuser. An keinem Gartenfest kann sie teilnehmen. In einem Haus zu wohnen, in dem auch eine Katze lebt, ist für sie völlig unvorstellbar. Natürlich haben Freundinnen und die Eltern damals versucht, ihr die Angst zu nehmen und sie vorsichtig an Katzen heranzuführen. Aber alle diese Versuche sind gescheitert. Frau E. hat sich heftig gewehrt oder ist auf den Tisch geklettert und hat zitternd und elend dort oben verharrt. Sieht Frau E. Katzen, muss sie ihnen weiträumig aus dem Weg gehen. So bringt sie den Abfall nur in Begleitung ihrer Kinder hinunter, die „Wache“ stehen müssen. Frau E. weiß, dass ihre Ängste „unsinnig“ sind, aber sie hat keine Kontrolle über sie. Zu der Angst kommt auch noch Ekel, wenn sie eine Katze sieht. Mittlerweile behindert sie ihre Angst vor Katzen in der Berufsausübung. Sie muss in der Lage sein, zu Personen nach Hause zu gehen, aber in einer Wohnung mit einer Katze kann sie sich nicht aufhalten.

Definition

Bei Phobien handelt es sich um dauerhafte, unangemessene und intensive Furcht vor spezifischen Objekten oder Situationen, damit können auch soziale Situationen gemeint sein, bzw. die Vermeidung dieser Objekte und Situationen. Was die Phobien von den anderen Angststörungen unterscheidet, ist, dass das Objekt der Angst deutlich definiert ist. Es handelt sich um eine gezielte Furcht und keine unbestimmte Angst.

Die Unterscheidung zwischen starker Furcht und Phobie ist nicht immer einfach, da es sich um ein Kontinuum handelt. Um von einer Phobie zu sprechen, muss die Furcht so stark sein, dass die Betroffenen in ihrem Leben durch die Ängste deutlich beeinträchtigt werden. Typische Beispiele hierfür sind viel reisende Manager oder Stewardessen mit Flugangst oder auch Medizinstudenten, die feststellen müssen, dass sie kein Blut sehen können. Aber am Beispiel von Frau E. wird deutlich, dass auch eine Tierphobie zu berufliche Schwierigkeiten führen kann.

Auch soziale Ängste sind etwas relativ Normales. Viele haben Angst, eine Rede vor einer großen Versammlung halten zu müssen, jeder kennt die Angst vor der Blamage. Es liegt auf der Hand, wie schnell solche sozialen Ängste das Leben beeinträchtigen können, und zwar sowohl im beruflichen wie auch privaten Kontext. Wir Menschen sind soziale Wesen und soziale Beziehungen sind sehr wichtig für uns. Deshalb sind soziale Ängste auch häufig und führen fast immer zu einer Beeinträchtigung. Grob lassen sich die Phobien in drei Untergruppen aufteilen: die Spezifischen Phobien, die Soziale Phobie und die Agoraphobie.

Spezifische Phobien

Früher wurden die Spezifischen Phobien als „einfache Phobien“ bezeichnet, kein glücklicher Begriff und sicherlich irreführend. Denn Menschen mit einer „einfachen“ Phobie haben kein „einfaches“ Problem. Eine Spezifische Phobie kann starkes Leiden verursachen (Wittchen et al., 1998, Essau et al., 2000).

Definition

Allen Spezifischen Phobien ist gemeinsam, dass einzelne Situationen oder Objekte gefürchtet werden.

Die Ängste können sich so stark verallgemeinern, dass manchmal schon das gelesene Wort, z. B. „Spinne", Angst auslöst. Die Angstreaktion ist immer sehr stark, oft treten in der Situation Panikanfälle auf. Bei den Phobien kommt es auch zu deutlichem → Vermeidungsverhalten. Wie gut das gefürchtete Objekt bzw. die Situation im alltäglichen Leben vermieden werden kann, bestimmt, wie stark die Phobie die Betroffenen einschränkt und ob therapeutische Hilfe in Anspruch genommen wird. Denn obwohl es sehr viele Betroffene mit Spezifischer Phobie gibt, suchen nur sehr wenige professionelle Hilfe (Bienvenu & Eaton, 1998). Es werden folgende Klassen von Spezifischen Phobien unterschieden:

- Tierphobien (z. B. vor Hunden, Vögeln oder Insekten),
- Situationale Phobien (z. B. vor Höhen oder engen Räumen),
- Phobien vor Naturereignissen (z. B. vor Wasser oder Gewitter) und
- Verletzungsphobien (z. B. vor Blut, Spritzen oder Arztbehandlungen).
- Da aber nicht alle Spezifischen Phobien in diese Kategorien fallen, gibt es auch eine „Restkategorie".

Wie der Name sagt, werden bei Tierphobien Tiere gefürchtet. Praktisch jedes Tier kann Auslöser der massiven Furcht sein. Am häufigsten bestehen Ängste vor Spinnen und Vögeln, aber auch Insekten, Mäuse oder Hunde werden oft gefürchtet. Wie stark die Tierphobie beeinträchtigt, hängt unter anderem von der Art des Tieres, seiner Verbreitung sowie den Lebensumständen des Patienten ab. Oft besteht ein krasses Missverhältnis zwischen der panischen Reaktion auf das Tier und seiner objektiven Gefährlichkeit. So ist keine der in Europa lebenden Spinnen dem Menschen gefährlich, und doch gibt es hier sehr viele Personen mit einer Spinnenphobie. Viele Personen sehen auch nicht gerne Blut oder Verletzungen, sie wenden beispielsweise den Blick bei Blutabnahmen ab, aber nur wenige leiden unter einer Angst, die so stark ist, dass von einer Phobie gesprochen werden muss. Eine Blut- und Verletzungsphobie kann sehr weitreichende Folgen haben. Den Betroffenen ist es oft nicht möglich, notwendige ärztliche Behandlungen durchführen zu lassen, z. B. gehen einige nie zum Zahnarzt. Es kommt häufiger vor, dass Menschen ohnmächtig werden, wenn sie Blut sehen, z. B. bei einer Blutabnahme. Aber dass eine Ohnmacht auftritt heißt nicht, dass automatisch eine Phobie vorliegt. Manche, die ohnmächtig werden, empfinden keine Angst, sie sehen die Ohnmacht als leidiges Übel. Wenn es nicht zu Vermeidungsverhalten und keiner ernsten Beeinträchtigung kommt, würde man in diesem Fall nicht von einer Phobie sprechen

Zu den Situationalen Phobien gehören die Angst vor Höhen, engen Räumen, Flugangst oder auch die Angst vor dem Autofahren. Gerade Ängste vor Höhen und vor engen Räumen sind recht weit verbreitet, die gefürchteten Situationen können jedoch oft ohne allzu viele Einschränkungen vermieden werden. Weil die Betroffenen oft mehr Kontrolle über die Situation haben als bei Tierphobien, wird eine Behandlung nur selten gewünscht. Phobien vor Naturereignissen, wie Gewitter, Dunkelheit, Sturm oder Wasser, sind bei Erwachsenen eher selten, sie beginnen normalerweise in der frühen Kindheit und sind vorübergehend. Obwohl soziale Ängste altbekannt sind, wurde die Sozialphobie in ihrer modernen Form erst 1966 von Marks und Gelder definiert. Sie beschrieben ein Störungsbild, nach dem die Betroffenen sehr ängstlich auf Situationen reagierten, in denen sie während der Durchführung einer Aufgabe durch andere Personen bewertet werden konnten. Im Diagnosemanual DSM-II (APA, 1968) fiel die Soziale Phobie noch unter die Spezifischen Phobien. Erst 1980, mit dem DSM-III (APA, 1980) wurde die Soziale Phobie eine eigenständige Diagnose. Die Betroffenen befürchten zu versagen, sich lächerlich zu machen, oder sich durch ungeschicktes Verhalten bloß zu stellen. Sozialphobien können sowohl eng umschrieben sein, beispielsweise mit Angst vor nur einer sozialen Situation (z. B. vor öffentlichem Sprechen), als auch einen Großteil aller zwischenmenschlichen Aktivitäten umfassen. Aus Angst, durch sichtbare körperliche Reaktionen wie Zittern, Erröten oder Schwitzen aufzufallen, setzen sich manche Patienten in Zügen oder Bussen nicht mehr anderen Passagieren gegenüber. Andere vermeiden es, mit Vorgesetzten zu sprechen oder werden durch „Lampenfieber" an öffentlichen Auftritten gehindert. Sie gehen nicht mehr schwimmen, um ihren Körper nicht mehr den Blicken Fremder auszusetzen. Sie vermeiden Partys und sind zu „schüchtern", um mit anderen zu sprechen. Ob sie wirklich auffallen, ist eine ganz andere Frage. Aber gerade der Wunsch nicht aufzufallen, kann kontraproduktiv wirken. Menschen mit starken sozialen Ängsten zeigen → Sicherheitsverhalten, das sie vor Aufmerksamkeit schützen soll, z. B. nehmen sie die Tasse nie mit der Untertasse zusammen, damit das verräterische Klirren nicht zeigt, dass die Hände zittern. Aber solches Verhalten kann das Gegenteil bewirken. Anstatt abzulenken wird die Aufmerksamkeit auf die Schwäche gelenkt. Bei manchen Menschen führt die soziale Angst zu schlechteren sozialen Fähigkeiten. Wenn die Ängste sehr früh beginnen, können die Betroffenen nicht lernen, sozial kompetent mit anderen umzugehen. Sie sind zu schnell gehemmt oder zu unsicher und die Vermeidung ist so stark, dass Kompetenzen nicht mehr aufgebaut werden können. Aber die Mehrzahl der Menschen mit einer Sozialen Phobie ist sozial recht unauffällig und verfügt über gute soziale Kompetenzen. Man kann die sozialen Ängste also oft gar nicht sehen. Nur die Betroffenen spüren sie sehr deutlich und fühlen sich schrecklich.

Welche sozialen Situationen gefürchtet werden, ist individuell völlig verschieden. Die Ängste und Hemmungen können im Kontakt mit Menschen beiderlei Geschlechts auftreten, nur mit Menschen eines bestimmten Geschlechts oder auch auf bestimmte Personenkreise begrenzt sein. Fast immer ist das Verhalten in der Familie kein Problem, aber in extremen Fällen fühlen sich die Betroffenen auch dort beobachtet, beurteilt und unzureichend. Dann können sie sich nur noch entspannen und sie selbst sein, wenn sie alleine sind. Dabei wissen die Betroffenen genau, dass ihre Ängste übertrieben sind, aber die Erkenntnis hilft ihnen nicht. Sie reagieren körperlich heftig auf die gefürchteten sozialen Situationen. Typische Symptome sind Zittern, Erröten, Übelkeit oder Schwitzen, auch Herzrasen ist häufig. Dabei werden die Symptome, die andere sehen könnten, von Patienten mit einer sozialen Phobie besonders gefürchtet. Dadurch werden schon die ersten Angstanzeichen selbst zum Gegenstand der Angst.

Agoraphobie

Auch bei der → Agoraphobie handelt es sich, wie der Name schon sagt, um eine Phobie und doch ist diese Phobie ein Sonderfall. Denn die Agoraphobie entsteht fast immer in Folge einer Panikstörung oder in Folge einzelner Panikanfälle.

Merksatz

Typisch für die Agoraphobie ist, dass Situationen oder Orte vermieden werden, die, wenn es zu einem Angstanfall käme, nur schwer zu verlassen wären oder in denen Hilfe nicht gut erreichbar wäre.

Die Betroffenen fürchten, dass es zu peinlichen Situationen kommen könnte, wenn sie beispielsweise eine Veranstaltung überstürzt verlassen müssen, weil ein Angstanfall auftritt. Deshalb sitzen Patienten mit Agoraphobie, wenn sie trotz der Angst z.B. ins Kino oder den Gottesdienst gehen, immer am Rand; oder sie vermeiden einsame Spaziergänge, weil sie befürchten, dass ihnen nicht rechtzeitig geholfen werden könnte, sollten sie dabei ohnmächtig werden. Bei Agoraphobikern gibt es unterschiedliche Auslöser der Angst. Wichtige Dimensionen sind die Entfernung von „sicheren" Orten oder vertrauten Personen sowie Einschränkungen der Bewegungsfreiheit. Die folgende Übersicht nennt typische agoraphobische Situationen.

Typische agoraphobische Situationen

Kaufhäuser	Flugzeuge	Tunnel
Schlange stehen	Busse	Aufzüge
Kinos	Straßenbahnen	Türme
Theater	U-Bahnen	Einsame Gegenden
Stadien	Autos	Enge, geschlossene
Restaurants	Züge	Räume
Menschenmengen	Reisen	

Diese Situationen werden in Begleitung meist besser gemeistert.

Viele der Betroffenen empfinden ihre Ängste als unsinnig oder peinlich und verschweigen ihr Problem gegenüber Bekannten, manchmal sogar gegenüber der Familie. Sie erfinden Ausreden, warum sie nicht einkaufen möchten oder nicht alleine Autofahren. Oft wird die Agoraphobie jedoch so stark, dass die Patienten auf die Hilfe ihrer Familie angewiesen sind und diese notgedrungen einweihen. Familie oder Freunde sind anfangs auch bereit zu unterstützten, reagieren aber zunehmend irritiert, wenn sie merken, dass ihre Hilfe den Betroffenen zwar kurzfristig entlastet, das Problem aber nicht löst. Auf Dauer kann es im familiären Umfeld zu Spannungen kommen. Die Patienten ziehen sich zurück, sie können an vielen Veranstaltungen nicht mehr teilnehmen. Es kann zu starker sozialer Isolation kommen, die den Leidensdruck erhöht.

Die Angst vor der Angst

Die Agoraphobie ist eine Phobie, weil es eindeutige Situationen sind, die die Angst hervorrufen. Wohl sind es viele verschiedene Situationen, aber das ist ja auch bei der sozialen Phobie der Fall. Doch sind es wirklich die Situationen, die gefürchtet werden? Wohl eher nicht: Die phobische Vermeidung der Agoraphobie bezieht sich vielmehr auf die → Angst vor der Angst, der Angst vor Panikanfällen oder ihren befürchteten Folgen. Kann man dann noch von einer Phobie sprechen, oder gehört die Agoraphobie nicht schon zu der Panikstörung? Und weiter gefragt, gilt das gleiche nicht auch für z. B. die Spinnenphobie? Fürchtet der „Spinnenphobiker" wirklich die Spinne, die ihm nichts tun kann, oder fürchtet er nicht vielmehr seine übermächtige Angst, die durch die Spinne ausgelöst wird? Bei der Agoraphobie wird am Deutlichsten, dass es sich bei dieser Phobie um die Angst vor der Angst handelt. Diese Angst wird allerdings von bestimmten Situationen ausgelöst – anders als bei der Panikstörung, bei der die Angst aus heiterem Himmel zu kommen scheint. Der Sozialphobiker fürchtet besonders, dass seine Angst ihn unfähig machen wird, dass sie zu sehen ist, dass er vor Angst versagt. Somit ist die Angst vor der Angst bei allen Phobien ein zentrales Moment.

Diagnose

Phobien sind gekennzeichnet durch die Angst vor einem spezifischen Objekt oder einer Situation. Sie haben somit ein eindeutiges Kennzeichen, was ihre Diagnose erleichtert. Diagnostisch schwierig ist vor allem die Entscheidung, ob es sich noch um ein „normales" Ausmaß der Angst handelt oder ob die Angst die Lebensführung signifikant beeinträchtigt. Bei Kindern ist diese Entscheidung besonders problematisch. Die Angst vor Tieren, Dunkelheit, „Monstern" oder auch Höhen tritt bei fast allen Kindern im Laufe ihrer Entwicklung auf. Auch die soziale Angst ist in der milderen Form, der Schüchternheit, oft Teil der normalen Entwicklung. Üblicherweise verlieren sich diese Ängste jedoch nach einiger Zeit wieder, daher fordert das DSM-IV (APA, 1994), dass die Diagnose „Phobie" bei Kindern nur vergeben wird, wenn die Ängste länger als ein halbes Jahr andauern. Alle Phobien teilen die folgenden Kriterien:

A. Ausgeprägte und anhaltende Angst, die übertrieben oder unbegründet ist.
B. Die Konfrontation mit dem phobischen Reiz löst fast immer unmittelbar eine Angstreaktion aus.
C. Die Person erkennt, dass die Angst übertrieben oder unbegründet ist.
D. Die phobischen Situationen werden vermieden oder nur unter starker Angst oder mit großem Unbehagen ertragen.
E. Die Angst oder das Vermeidungsverhalten schränken die normale Lebensführung der Person ein oder verursachen erhebliches Leid.

Die → Differentialdiagnose erfordert große Sorgfalt, vor allem die Unterscheidung innerhalb der Phobien. Liegen beispielsweise mehrere Phobien, insbesondere aus dem situationalen Bereich vor, ist wahrscheinlich „Agoraphobie" die zutreffende Diagnose. Wenn Patienten Restaurants oder Konzerte meiden aus Angst, dass ihnen etwas Peinliches widerfahren könnte, dann muss an eine Sozialphobie gedacht werden. Wenn diese Situationen jedoch vermieden werden, weil es zu einem Panikanfall kommen könnte, dann handelt es sich wahrscheinlich um eine Agoraphobie. Die gleichen Situationen könnten aber auch aus Angst vor engen Räumen vermieden werden, dann würde es sich um eine Spezifische Phobie handeln. Entscheidend für die Diagnose sind also weniger äußerliche Kriterien (wie z. B. die Beschreibung der Situation), sondern vielmehr die subjektive Motivation der Angst, d. h. die Frage warum der Betroffene Angst vor der Situation hat, bzw. worin diese Angst genau besteht – ist es die Angst vor einem Angstanfall (und keine Hilfe zu bekommen), Angst vor sozialer Ächtung oder ist die Angst an eine ganz konkrete Situation gebunden.

Frau S. hat Angst, wenn sie schluckt. Sie fürchtet, sie könne sich verschlucken und dann ersticken. Besonders stark sind die Ängste, wenn sie mit anderen zusammen essen muss, die sie sehen oder auch vom Kauen und Schlucken ablenken könnten. Zeitweise kann sie noch nicht einmal in Gegenwart ihres Mannes oder Sohnes essen. In den allerschlimmsten Phasen konnte sie fast nur flüssige Nahrung oder Brei zu sich nehmen und nahm stark ab. Sie isst noch immer sehr langsam, kaut gründlich und trinkt nach fast jedem Bissen einen Schluck. Bestimmte Nahrungsmittel vermeidet sie ganz. Einladungen zum Essen muss sie ausschlagen. Wenn Frau S. schlucken möchte, merkt sie, wie sich ihr Hals zusammenzieht, oder sie hat ein

Kloßgefühl im Hals, nichts will mehr rutschen. Sie ist sich sicher, dass sie sich verschlucken wird, wenn sie nicht gut genug aufpasst und dann erstickt. Ihre Ängste machen es ihr fast unmöglich normal zu essen (Becker & Schneider, 1998).

Betrachtet man das Fallbeispiel genauer, dann sind auf den ersten Blick mehrere Diagnosen möglich. Frau S. hat Angst vor etwas Spezifischem, dem Schlucken, einer eng umrissenen Situation, was die Diagnose Spezifische Phobie nahe legt. Sie erwähnt jedoch auch, dass es ihr unmöglich ist, vor anderen zu essen. Diese Situation vermeidet sie unter allen Umständen. Es könnte sich somit auch um eine Sozialphobie handeln (ähnlich der Angst, öffentlich zu reden). Warum vermeidet Frau S. das Essen vor anderen? Sie scheint weniger zu befürchten, dass sie sich lächerlich macht, vielmehr hat sie Angst „abgelenkt“ zu werden, und sich dadurch zu verschlucken. Außerdem hat Frau S. auch große Angst, wenn keine soziale Situation vorliegt, d.h. auch alleine kann sie eine ganze Reihe von Nahrungsmitteln nicht zu sich nehmen. Diese Punkte sprechen gegen die Diagnose „Soziale Phobie“ und für „Spezifische Phobie“. Wie steht es mit der Diagnose einer „Zwangsstörung“? Für eine Zwangserkrankung würde sprechen, dass Frau S. beschreibt, so lange zu kauen, bis die Nahrung sich „richtig“ anfühlt. Andererseits berichtet sie nicht davon, eine exakt bestimmte Anzahl von Kaubewegungen machen zu müssen. Frau S. zeigt zwar Rituale rund um das Essen, aber sie sind weniger starr, als bei einer Zwangsstörung zu erwarten wäre. Insgesamt betrachtet ist daher die Diagnose „Spezifische Phobie vor dem Verschlucken“ die angemessene Diagnose (eine ausführlichere Darstellung dieses Falls findet sich bei Becker & Schneider, 1998).

Dieser Fall zeigt, dass man für eine korrekte Diagnose sehr genau hinsehen muss. Als diagnostische Hilfsmittel, vor allem auch für erfolgreiche Differentialdiagnosen, bieten sich Strukturierte Interviews (z.B. Schneider & Margraf, 2005) und Fragebögen (siehe Hoyer & Margraf, 2003) an. Die Reliabilität steigt beachtlich, wenn solche Instrumente zum Einsatz kommen.

Häufigkeit und Verlauf

In der Bevölkerung sind Ängste sehr häufig, so berichteten 49,5 % der Befragten in einer großen amerikanischen Studie (NCS, Curtis et al., 1998), dass sie unter einer sehr starken Angst vor einer Situation oder einem phobischen Stimulus litten. Die häufigsten Ängste waren dabei Angst vor Tieren (22,2 %) und Höhen (20,4 %). Doch Ängste zu haben, bedeutet keineswegs, auch unter einer klinisch bedeutsamen Phobie zu leiden. Nur eine von vier Personen, die solche Ängste berichtete, hatte so starke Angst bzw. so starke Beeinträchtigungen, dass die Voraussetzungen für eine Diagnose erfüllt waren.

Trotzdem sind Phobien sehr häufig und beginnen früh. In Europa wird für Spezifische Phobien von einer 12-Monatsprävalenz von 6,4 % ausgegangen. Dies entspricht über 18,5 Millionen betroffenen Personen (ohne Berücksichtigung der Kinder und Jugendlichen, für die keine gleichermaßen verlässlichen Daten vorliegen; Wittchen & Jacobi, 2005). Spezifische Phobien beginnen im Allgemeinen schon in der Kindheit und stellen einen Risikofaktor für weitere Störungen dar (Regier et al., 1998; Starcevic & Bogojevic, 1997). Dies weist auf die Notwendigkeit hin, Phobien im Kindesalter weiter zu untersuchen. Betrachtet man die Spezifischen Phobien insgesamt, beginnen diese häufig bereits im Alter von zehn Jahren. (Lindal & Stefansson, 1993). Allerdings treten die unterschiedlichen Typen der Spezifischen Phobien zu unterschiedlichen Zeiten auf: Tierphobien zwischen sieben (Öst, 1987) und zehn Jahren (Starcevic & Bogojevic, 1997), Blutphobien und situationale Phobien entwickeln sich später (Frederikson et al., 1996). Überdies scheinen die Phobien relativ stabile psychische Störungen zu sein. Frauen sind fast doppelt so häufig betroffen wie Männer (Magee et al., 1996), und somit sind die Spezifischen Phobien bei ihnen die häufigsten psychischen Störungen. Dennoch suchen nur wenige Betroffene Hilfe bei Experten. Eine Behandlung wird oft erst gesucht, wenn weitere psychische Störungen vorliegen.

Die weite Verbreitung sozialer Ängste in der Allgemeinbevölkerung deutet darauf hin, dass auch die Sozialphobien auf einem Kontinuum zu „normalen“ Ängsten liegen (Turner et al., 1990). Pilkonis und Zimbardo (1979) untersuchten 1000 Menschen und fanden, dass sich 40 % als schüchtern bezeichneten und insgesamt 80 % der Befragten gab an, zumindest zeitweise schüchtern gewesen zu sein. Auch berühmte Künstler, Redner oder Politiker berichten immer wieder von Lampenfieber oder Angst vor öffentlichen Auftritten. Zu den bekannteren Beispielen zählen Sir Laurence Olivier und Maria Callas. Doch unter einer ‚echten‘ sozialen Phobie leiden wesentlich weniger Menschen. Dennoch ist die soziale Phobie in Amerika die dritthäufigste psychische Störung mit einer Lebenszeitprävalenz von 3 %–13 %. Die Situation, die am meisten gefürchtet wird, ist das öffentliche Reden: Ungefähr die Hälfte der Betroffenen hat Angst davor, Unbekannte anzusprechen oder vor Situationen, in denen sie etwas leisten müssen (performance fear). Seltener sind Ängste, vor anderen zu schreiben oder zu essen. Die Störung beginnt im Allgemeinen im Jugendalter, aber es gibt auch Fälle, bei denen die sozialen Ängste schon in der frühen Kindheit auftreten. Manchmal gibt es ein „traumatisches Ereignis", oft aber schleichen sich die Ängste allmählich ein. Die Angaben, ob mehr Frauen oder mehr Männer betroffen sind, schwanken; zumindest bei Jugendlichen scheint kein großer Geschlechterunterschied zu bestehen.

Auch die Agoraphobie ist eine relativ häufige Angststörung, deren Ein-Jahres-Prävalenz zwischen 2,2 % und ca. 3 % liegt und die Lebenszeit-Prävalenz zwischen 3,8 % und ca. 6 % schwankt. Somit ist die Agoraphobie seltener als die anderen Phobien. Auch hier sind, wie bei den meisten Angststörungen, mehr Frauen als Männer betroffen. Die Komorbiditätsraten sind relativ hoch, vor allem mit anderen Angststörungen. Die Lebenszeitkomorbidität mit den Spezifischen Phobien beträgt ca. 27 %, mit der Sozialphobie ca. 23 %. Der Beginn der Agoraphobie liegt im Mittel bei ca. 25–30 Jahren und ist somit deutlich später als bei den anderen Phobien. Der Verlauf ist eher chronisch und mild, allerdings mit geringen Remissionsraten. Das gravierendste Verlaufsrisiko scheinen die Komorbiditäten zu sein, vor allem mit depressiven Störungen und Substanzstörungen. Was jedoch nicht heißen soll, dass die Agoraphobie für sich genommen keine starken Beeinträchtigungen nach sich zieht. So zeigt eine Studie, dass 26 % der agoraphobischen Patienten unter massiven psychosozialen Einschränkungen leiden, und 63 % deshalb professionelle Hilfe suchten (Grant et al., 2006). Patienten mit Agoraphobie nehmen also häufiger professionelle Hilfe in Anspruch als Betroffene anderer phobischer Störungen

Merksatz

Betrachtet man alle Phobien zusammen, so sind sie die am häufigsten vorkommende Gruppe psychischer Störungen.

Noch immer haftet ihnen jedoch der Ruf an, keine so schwerwiegenden Störungen zu sein. Wahrscheinlich ist dies der Fall, weil wenige Menschen mit einer Phobie stationär aufgenommen werden müssen, oder bei den Spezifischen Phobien überhaupt selten eine Behandlung gesucht wird. Aber heißt dies wirklich, dass es sich um geringfügigere Probleme handelt, die Phobien sozusagen die Erkältungen unter den psychischen Störungen sind? Was die Phobien allerdings so problematisch macht ist, dass sie sehr früh im Leben beginnen. Damit haben sie einen großen Einfluss auf die Entwicklung der Person. Sie verhindern, dass wichtige Erfahrungen gemacht werden können bzw. untergraben das Selbstwertgefühl und können damit die Persönlichkeit prägen. Unter anderem spiegelt sich dies wieder in den hohen Komorbiditätsraten. Menschen die eine Phobie hatten, haben ein deutlich erhöhtes Risiko für eine ganze Reihe weiterer psychischer Störungen. Doch auch, wenn es zu keiner weiteren Störung kommt, ist die persönliche Entwicklung oft beeinträchtigt.

Wie kommt es zu einer Phobie?

Bei der Entstehung von Phobien spielen Lernerfahrungen eine prominente Rolle. Im Vergleich zu anderen erlernten Verhaltensweisen zeichnen sich erlernte Ängste generell durch eine besondere Löschungsresistenz und stärkere Generalisierung auf ähnliche Auslöser aus. Das bedeutet, Angst wieder zu verlernen ist schwierig, und wir übertragen die Angst leicht auf ähnliche Situationen. Beides ist evolutionär sinnvoll. Wir sollten nicht vergessen, was gefährlich ist, und im Allgemeinen sind ähnliche Dinge auch ähnlich gefährlich, wenn ein Löwe beißt, dann wahrscheinlich auch ein Tiger. Die bekanntesten Lernmechanismen sind:

- klassisches und operantes Konditionieren,
- Imitations- bzw. Modelllernen,
- Instruktionslernen,
- der Erwerb von Wissen durch direkte und indirekte Informationsvermittlung.

Bei Angststörungen spielt häufig eine Kombination dieser Mechanismen eine Rolle. Es kommt sehr selten vor, dass eine Phobie durch eine einzige traumatische Konditionierung entsteht, z. B. eine Tierphobie durch eine einmalige drastische Koppelung von Hund und Schmerz beim Hundebiss (Hugdahl & Öst, 1985; McNally & Steketee, 1985; Öst, 1987; Öst & Hugdahl, 1981). Viele Menschen werden gebissen, ohne eine Phobie zu entwickeln, das heißt im Allgemeinen müssen noch andere Faktoren dazu kommen.

Die Zwei-Faktorentheorie von Mowrer: Der einflussreichste lerntheoretische Ansatz zur Ätiologie der Phobien war lange Zeit die so genannte Zwei-Faktoren-Theorie von Mowrer (1947, 1960). Bei den beiden Faktoren handelt es sich um die klassische und die operante Konditionierung. Mowrer nahm an, dass bei Phobien ursprünglich neutrale Reize aufgrund traumatischer Ereignisse mit einem zentralen motivationalen Angstzustand assoziiert werden (klassische Konditionierung). In einem zweiten Schritt wird die Vermeidung dieser Reize durch den Abbau des unangenehmen Zustandes verstärkt (operante Konditionierung). Ein traumatisches Ereignis könnte z.B. ein Hundebiss sein, der Hund wird nun durch klassische Konditionierung mit Schmerz und Angst assoziiert. Daraufhin werden Hunde allgemein vermieden, das Lernen generalisiert. Da die starke Angstreaktion ausbleibt, wird die Vermeidung negativ verstärkt (operanten Konditionierung). Obwohl diese Theorie im Einklang mit vielen tierexperimentellen Befunden steht, ist sie als Erklärung für klinische Phobien nicht ausreichend (Hugdahl & Johnsen, 1989; Marks, 1987; Rachman, 1977, 1991). Ein großer Teil der Patienten mit Phobien kann sich nicht an traumatische Ereignisse zu Beginn der Störung erinnern (Marks, 1987, Öst & Hugdahl, 1981). Außerdem scheiterten die meisten Versuche, Phobien bei Menschen zu konditionieren.

Ein besonders wichtiges Problem stellt darüber hinaus die in der Lerntheorie zunächst angenommene → „Äquipotentialität" von Reizen für die klassische Konditionierung von Angstreaktionen dar, d.h. dass jeder Reiz ein phobischer Reiz werden kann. Die auslösenden Reize für phobische Ängste aber zeigen eine charakteristische und über verschiedene Kulturen hinweg stabile Verteilung. Diese entspricht weder der Häufigkeit dieser Reize im täglichen Leben noch der Wahrscheinlichkeit unangenehmer (traumatischer) Erfahrungen. So werden Spinnen, Schlangen und Höhen häufig gefürchtet, Messer, Steckdosen und Autos hingegen viel seltener. Dabei dürften wir mehr negative Erfahrungen mit Autos als mit Spinnen haben. Marks (1987) und Seligman (1971) nahmen daher an, dass bestimmte Reiz-Reaktions-Verbindungen leichter gelernt werden, weil sie biologisch „vorbereitet" – im Englischen „prepared" – sind. Es gibt eine ganz Reihe von Studien, die diese Theorie stützen. Aber auch das → Preparedness-Konzept kann nicht alle Probleme der Zwei-Faktoren-Theorie lösen. Nach neueren Studien scheinen zumindest zwei weitere Arten des Lernens von Bedeutung für die Entstehung phobischer Ängste zu sein: das Modelllernen und das Instruktionslernen (z.B. durch Warnungen der Eltern). Rachman (1977) formulierte das „three-pathway-model". Danach können Phobien auf drei Wegen entstehen: 1. durch klassische Konditionierung, 2. durch Modelllernen und 3. durch Instruktionslernen.

Zwischen 1984 und 1993 hat Susan Mineka mit ihren Kollegen eine Serie von zehn originellen und aufschlussreichen Experimenten durchgeführt, in denen sie bei Affen zeigen konnte, dass diese eine dauerhafte phobische Reaktion durch Modelllernen erwarben. Ihr war aufgefallen, dass Affen des Wisconsin Primaten Labors, die in Indien geboren waren, auch noch nach 25 Jahren im Labor große Angst zeigten, wenn sie mit Schlangen konfrontiert wurden. Diese Angst war extrem löschungsresistent. Tiere, die im Labor geboren worden waren, zeigten hingegen keine solche Angstreaktion. In ihrem ersten Experiment (Mineka et al., 1984) wurden „erfahrene" Affeneltern (Modell) und ihre Kinder (Beobachter) untersucht. In der *Baseline-Phase* lernten die „Modelle" und die „Beobachter" schnell, über eine Box hinweg zu greifen, und sich dahinter eine Belohnung zu nehmen, wenn diese ein neutrales Spielzeug enthielt. In der zweiten Phase wurde das neutrale Spielzeug durch eine Spielzeugschlange oder eine echte Schlange ersetzt. Die Eltern zeigten nun in beiden Bedingungen eine starke Angstreaktion und griffen nicht mehr über die Box. Anders ihre Kinder, die keine Angst vor den Schlangen zeigten und weiter nach der Belohnung griffen. In einer dritten Phase sahen die „Beobachter" nun ihren Eltern zu, wie diese mit Angst auf die Schlange reagierten. Daraufhin zeigten fünf von sechs „Beobachtern" nun selbst Angst und weigerten sich, über die Box zu greifen. Die Kinder hatten von ihren Eltern durch Beobachtung gelernt, dass Schlangen gefährlich sind.

Jedoch kann nicht für jede Phobie einer der drei Entstehungswege festgestellt werden.

Es muss zudem erwähnt werden, dass nicht alle Affen ängstlich wurden. Manche Affen griffen weiterhin beherzt über die Box mit der Plastikschlange, und einige Äffchen weigerten sich über die Box mit der Blume zu fassen. Es gibt also zusätzlich zum Lernen individuelle Unterschiede. Diese können auf genetischer Veranlagung beruhen, oder in Vorerfahrungen bestehen. Mineka konnte auch zeigen, dass Äffchen, die bereits Erfahrungen mit Plastikschlangen gemacht hatten, und somit gelernt hatten, dass diese nicht gefährlich sind, nachher keine Schreckreaktion mehr von dem Modell abschauten. Basierend auf diesen Erkenntnissen entwickelten Muris et al. (2002) ein Vulnerabilitäts-Stress Modell. Die Autoren gehen davon aus, dass für Phobien eine genetische Basis, Vulnerabilität, besteht. Dies drückt sich zum einen in einer stärkeren Aktivierung des „Behavior Inhibition System" aus (Gray, 1990).

Mehrere Longitudinalstudien zeigten, dass Kinder, die sich durch eine stärkere Verhaltensinhibition auszeichneten, ein größeres Risiko hatten, später an Angststörungen z. B. Spezifischen Phobien, zu leiden (Biederman et al., 1990, 1993). Des Weiteren spielen Umweltfaktoren, die Lerngeschichte, aber wohl auch der Erziehungsstil und negative Lebensereignisse eine Rolle. Aufrechterhalten werden die Phobien zum einen durch die negative Verstärkung des Vermeidungsverhaltens, aber auch durch Veränderungen in Aufmerksamkeit oder Interpretation. Zahlreiche Untersuchungen konnten hier Auffälligkeiten belegen.

Literatur

Hamm, A. (2005). Spezifische Phobien. Göttingen, Hogrefe

Rapee, R. M. (2006). Fight or Flight? Overcoming panic and agoraphobia. New York, Guilford Publications

Stangier, U., Heidenreich, T. & Peitz, M. (2009). Soziale Phobien: Ein kognitiv-verhaltenstherapeutisches Behandlungsmanual. Landsberg, Beltz Psychologie Verlagsunion

5 Traumata und die PTBS

Manche Menschen haben das Unglück, in ihrem Leben etwas Traumatisches, Lebensbedrohliches zu erleben. Einige von ihnen entwickeln danach eine Angststörung, die Posttraumatische Belastungsstörung (PTBS). Wie kommt es, dass der eine eine solche Störung bekommt – der andere aber nicht? Neben der Beschreibung der PTBS, ihren Symptomen und der Geschichte der Diagnose, werden die verschiedenen Risikofaktoren vorgestellt, die teils innerhalb, teils außerhalb der Person liegen. So gibt es wichtige Merkmale der traumatischen Situation, die eine Rolle spielen, aber auch wie der Einzelne das Trauma speichert, scheint ein wichtiger Faktor zu sein.

Vor vier Jahren drang ein Unbekannter in Frau P.s Wohnung und vergewaltigte sie. Der Täter entkam unerkannt. In den ersten Tagen nach der Vergewaltigung fiel es Frau P. schwer, abends alleine in der Wohnung zu sein. Ihr Partner und Freundinnen, kamen zum Übernachten, und nach ein paar Nächten kam sie wieder alleine zurecht. Es dauerte eine Weile bis sie sich in ihrer Wohnung wieder einigermaßen sicher fühlte und auch wieder alleine auf die Straße ging. Aber Frau P. wollte sich von der Tat und dem Täter nicht einschüchtern lassen. Tatsächlich verblassten nach einigen Monaten die Eindrücke der Tat langsam, und Frau P. fühlte sich wieder sicher und fit. Vier Jahre später wurde der Täter gefasst. Es stellte sich heraus, dass er noch mehrere andere Frauen vergewaltigt hatte. Alle anderen Opfer waren von ihm nach der Vergewaltigung getötet worden, nur Frau P. und das letzte Opfer, bei dem sein Überfall misslang, hatten überlebt. Nun traten bei Frau P. plötzlich eine ganze Reihe von psychischen Problemen auf: Ihr Schlaf war extrem gestört; zudem brachte sie jede Kleinigkeit zum Weinen. Ihr Bett wurde zum Ort der Alpträume, sowohl beim Schlafen als auch beim Sex. Bestimmte Gerüche, die Dunkelheit, konnten bei ihr urplötzlich helle Panik auslösen. Sie kam sich weit weg vor, abgeschnitten von ihrer Umwelt, ihrem Leben. Frau P.

verstand nicht, warum die Symptome nun auftraten, so viele Jahre später. Jetzt wusste sie doch, dass der Täter sicher hinter Schloss und Riegel saß. Aber der extrem schlechte Schlaf und ihre psychisch labile Verfassung führten dazu, dass sie sich krankschreiben ließ und nun seit einiger Zeit nicht mehr arbeitete. Ihr Leben war vier Jahre nach der Vergewaltigung, die sie zunächst so gut verkraftet hatte, aus den Fugen geraten.

Das griechische Wort „Trauma" bedeutet „Verletzung" oder „Wunde". Menschen können körperlich verletzt und psychisch traumatisiert werden. Traumata erschüttern die Fundamente unseres Glaubens an Sicherheit und Gerechtigkeit sowie unser Vertrauen in Menschen. Häufig werden psychische Traumata ausgelöst durch extrem belastende Ereignisse, die unser Leben oder unsere körperliche Unversehrtheit bedrohen. Alle Menschen, die einen Krieg miterleben müssen, einer Naturkatastrophe oder Gewalt ausgesetzt sind, erleben Traumatisches. Doch wie reagieren Betroffene auf solche Katastrophen in ihrem Leben? Anfangs mit Angst und Entsetzen, doch wie es dann weitergeht, ist sehr schwer vorherzusagen. Erstaunlicherweise erholen sich die meisten der Menschen wieder. Sie vergessen nicht, aber sie kommen zur Ruhe, nehmen ihr Leben wieder auf. Doch für manche geht der Alptraum nicht zu Ende. Die Folgen des Traumas begleiten sie noch lange, manchmal ein Leben lang. Wenn die Folgen eines Traumas länger bestehen bleiben und die Betroffenen beinträchtigen, dann sprechen wir von einer psychischen Störung, der → Posttraumatischen Belastungsstörung (PTBS). Die PTBS gehört zu den Angststörungen und wird ausgelöst durch ein potentiell lebensbedrohliches Ereignis. Wer eine PTBS entwickelt zeigt Symptome aus drei verschiedenen Bereichen:

1) Intrusionen / Wiedererleben,
2) Vermeiden / Betäuben und
3) Übererregung.

Intrusionen / Wiedererleben: Besonders typisch für die PTBS sind ungewollte Erinnerungen an das Trauma, obwohl die Patienten nur zu gerne vergessen möchten. Das Trauma wird in Gedanken, Bildern (so genannten → Intrusionen) oder Alpträumen wiedererlebt. Dabei kommt es vor, dass das Wiedererleben so stark ist, dass die Betroffenen meinen, sich wirklich wieder in der furchtbaren Situation zu befinden. Solche → Flashbacks überkommen die Betroffenen oft ausgelöst durch

Geräusche, Gerüche oder andere Sinneseindrücke, die an das Trauma erinnern. Auf die Flashbacks reagieren die Betroffenen mit massiver Angst, oft so stark, dass von einer Panikattacke gesprochen werden muss.

Vermeiden / Betäuben: Um den negativen Gefühlen, die mit den Erinnerungen verbunden sind, zu entkommen, wird alles, was an das Trauma erinnert (Gedanken, Gefühle, Gespräche, Aktivitäten, Orte, Menschen), vermieden (Ehlers & Clark, 2000). Die Betroffenen versuchen mit aller Macht, nicht an das Trauma zu denken. Oft möchten sie mit niemandem über das Geschehene reden. Auch Alkoholprobleme oder Drogenabhängigkeit, die der PTBS häufig folgen, müssen als Versuch der Vermeidung oder Betäubung gesehen werden. Doch mit der Vermeidung kommen Dissoziation und emotionale Abstumpfung. Betroffene beklagen, dass ihnen ihre eigenen Gefühle flach vorkommen, unwichtig und unwirklich. Dies zieht oft Entfremdung von wichtigen Bezugspersonen nach sich sowie einen allgemeinen sozialen Rückzug.

Übererregung: Bei den Betroffenen treten Symptome der autonomen Übererregung auf (erhöhter Blutdruck, schneller Puls). Die Erregungsschwelle des autonomen Nervensystems senkt sich, Belastungen wirken sich schneller und stärker aus. In der Folge kommt es zu Konzentrationsproblemen, Schreckhaftigkeit oder auch oft großer Reizbarkeit, unter der die Familienangehörigen sehr leiden können. Die Betroffenen fühlen sich ständig auf der Hut und angespannt. Ganz besonders häufig und belastend sind Schlafstörungen, sowohl das Ein- als auch das Durchschlafen betreffend.

Ereignisse, die zur PTBS führen können

Die Aufmerksamkeit für die PTBS wurde zum ersten Mal durch Soldaten des ersten und zweiten Weltkrieges und Insassen von Konzentrations- und Internierungslagern geweckt. Die Situationen, die eine posttraumatische Belastungsreaktion auslösen können, sind selbstverständlich nicht auf Kriegsfälle beschränkt. Häufige Auslöser sind Überfälle oder Vergewaltigungen, Unfälle oder auch Naturkatastrophen, wie Erdbeben oder Brände. Gemeinsam ist allen Traumata, dass sich die betroffene Person in ihrem Leben oder ihrer Gesundheit massiv bedroht fühlt, oder Zeuge wird, wie jemand anderes Opfer einer solchen Katastrophe wird. So sind alle Bevölkerungsgruppen und Kulturkreise betroffen, allerdings in sehr unterschiedlichem Ausmaß. Traumata lassen sich auf vielfältige Weise kategorisieren. Sinnvoll scheint dabei die Unterscheidung von einmaligen Ereignissen und länger anhaltenden bzw. wiederholten Traumata: Ein Krieg, Gefangenschaft in Konzentrationslagern oder wiederholter Missbrauch, z. B. von Kindern, gehören zu den anhaltenden Traumata. Eine Vergewaltigung, eine Naturkatastrophe, ein Überfall sind im Allgemeinen einmalig. Auch wenn bei beiden Sorten von Traumata dieselben Symptome auftreten, gehen die lang anhaltenden Traumata häufig mit einer schwereren Symptomatik oder auch einem deutlich höheren Risiko einher, weitere psychische Störungen zu entwickeln. Auch die Unterscheidung von „zufälligen" Traumata und „menschlich verursachten" Traumata erscheint sinnvoll, da menschlich verursachte Traumata eher zu einer PTBS führen.

Was ist ein Trauma?

Doch was ist ein Trauma? Die gängige Definition richtet sich nach dem DSM-IV, einem Klassifikationssystem psychischer Störungen.

Definition

Es handelt sich um ein Trauma, wenn das Ereignis den möglichen oder tatsächlichen Tod, schwere körperliche Verletzungen oder die Bedrohung der körperlichen Unversehrtheit der eigenen Person oder anderer Personen beinhaltet. Auf das Ereignis wird mit intensiver Furcht, Hilflosigkeit oder Entsetzen (bei Kindern mit großer Aufregung) reagiert. Das heißt, es muss sowohl eine bestimmte Art von Situation vorliegen als auch eine bestimmte psychische (emotionale) Reaktion, damit – streng genommen – ein Trauma besteht.

Vielleicht ist die Trauma-Definition aber zu eng: Neuerdings rücken Traumata, die sich nicht in dieses Schema einordnen lassen, aber auch zu PTBS-Symptomen führen können, wie die Diagnose einer lebensbedrohlichen Erkrankung, in das Zentrum der Aufmerksamkeit. Sie wurden bis vor kurzem nicht berücksichtigt oder nicht unter PTBS klassifiziert, doch die Betroffenen leiden ähnlich, und ähnliche Behandlungskonzepte erscheinen sinnvoll.

Wie häufig tritt PTBS auf?

Neuere epidemiologische Untersuchungen zeigen, dass die PTBS in der Allgemeinbevölkerung keine seltene Störung ist. Studien in Deutschland belegen ein Lebenszeitrisiko von 1 % bzw. 3 % (Becker et al., 2000; Perkonigg et al., 2000). Frauen haben ein etwas höheres Risiko als Männer, an einer PTBS zu erkranken, obwohl das Risiko für Männer höher ist, ein Trauma zu erleben. Frauen scheinen eine stärkere Vulnerabilität zu besitzen, zudem sind sie häufiger sexuellen Übergriffen ausgesetzt, welche ein besonders hohes Risiko bergen, zu einer PTBS zu führen. Es zeigte sich auch, dass das Risiko mit steigendem Lebensalter sinkt, und damit Kinder und Jugendliche besonders gefährdet sind. Der Verlauf der PTBS ist in ungefähr der Hälfte der Fälle chronisch (Kessler et al., 1995). Es kommt auch vor, dass die Störung nicht direkt nach dem Trauma beginnt, manchmal tritt sie erst Monate oder gar Jahre später auf. Meistens ist dies der Fall, wenn der Person etwas Ähnliches widerfährt, eine erneute Traumatisierung oder ein Ereignis, welches starke Erinnerungen an das ursprüngliche Trauma auslöst, eintritt.

Komorbidität

Die Posttraumatische Belastungsstörung tritt oft zusammen mit weiteren Störungen auf: Angststörungen, depressiven Störungen, somatoformen Störungen sowie – vor allem nach Traumatisierungen im Kindesalter – mit Persönlichkeitsstörungen. Bei ca. 80 % der traumatisierten Frauen und fast 90 % der Männer tritt im Laufe des Lebens eine weitere psychische Störung auf (Kessler et al., 1995; Brady, 1997). Insgesamt gibt es bisher wenige Befunde darüber, ob zunächst die PTBS auftritt und sich dadurch das Risiko für weitere Störungen erhöht oder umgekehrt. Die wenigen Befunde zeigen Zusammenhänge in beiden Richtungen, so treten Angststörungen häufiger schon vor der PTBS auf (sind also evtl. ein Risikofaktor bzw. Ausdruck einer gemeinsamen Vulnerabilität), Depressionen und Suchtkrankheiten folgen häufiger (siehe auch Brunello et al., 2001).

Risikofaktoren

Die PTBS ist die einzige psychische Störung von der wir den auslösenden Moment kennen. Damit bietet die PTBS eine außergewöhnliche Chance, mehr über die Entstehung von Störungen zu lernen. Gleichzeitig hat kaum eine Störung so deutlich gemacht wie diese, dass es nicht ausreicht, den Auslöser einer Störung zu kennen, um die Entstehung zu erklären. Denn bei weitem nicht jeder, der mit einem lebensbedrohlichen Ereignis konfrontiert wurde, entwickelt auch wirklich eine PTBS – eigentlich sogar erstaunlich wenige Personen. Menschen, die das gleiche erleben, z. B. eine Flugzeugentführung, reagieren sehr unterschiedlich auf dieses Erlebnis, und nur einige werden eine PTBS entwickeln. Warum also trifft es den einen, aber nicht den anderen? Die Antwort liegt in verschiedenen → Vulnerabilitäten, biologischen wie psychologischen, sowie der Reaktion oder den Bewältigungsstrategien der Betroffenen. Aber auch der Auslöser, die Traumakennzeichen haben Auswirkungen sowie Schutzfaktoren der Umwelt. Damit ist die PTBS ein weiteres Beispiel dafür, dass → Vulnerabilitäts-Stress-Modelle kombiniert mit den aufrechterhaltenden Faktoren das Auftreten der Störung am Besten erklären.

Tab. 3: Risikofaktoren im Zeitverlauf (nach Maercker, 2009, 33 ff)

Prätraumatisch	Peritraumatisch	Posttraumatisch
Weibliches Geschlecht	Traumaschweregrad	Weitere Belastungen
Trauma / Gewalt in der Kindheit	Situationsbewertung	Mangelnde soziale Unterstützung
geringe Bildung / Intelligenz	Dissoziation während des Traumas	Fehlendes Disclosure
geringer Sozialstatus		Soziale Stigmatisierung: Opfer
psychische Vorerkrankungen		
Traumatisierung in der Kindheit		

Auch bei der PTBS spielen genetische Faktoren eine Rolle. True und Kollegen (1993) fanden bei einer Untersuchung mit Zwillingspaaren, die im Krieg waren, dass das Risiko, dass beide eine PTBS entwickeln, bei eineiigen Zwillingen ungefähr doppelt so hoch war als bei zweieiigen Zwillingen. Weitere Risikofaktoren, die Einfluss auf die Entstehung der PTBS haben sind weibliches Geschlecht, ein niedriger IQ und niedriges Bildungsniveau. Warum ein niedriger IQ ein Risikofaktor ist, kann derzeit nur spekuliert werden, eine mögliche Erklärung ist, dass Personen mit einem niedrigeren IQ möglicherweise über weniger Bewältigungsstrategien verfügen, um mit dem Trauma umzugehen. Es gibt aber auch Hinweise darauf, dass Menschen mit niedrigerem IQ häufiger Traumata ausgesetzt sind, also leichter in gefährliche Situationen geraten.

Neben den angeführten stabilen Vulnerabilitätsfaktoren spielen auch variable eine Rolle, wie frühkindliche Erfahrungen. Traumatisierung in der Kindheit, wie zum Beispiel körperlicher Missbrauch, ist ein Risikofaktor dafür, auf ein späteres Trauma mit PTBS zu reagieren. Das gilt auch für schwierige Familienverhältnisse in der Ursprungsfamilie, zum Beispiel ständig streitende Eltern oder chronisch kranke Familienmitglieder. Diese frühen Erlebnisse können dazu führen, dass Kinder dysfunktionale Schemata über die Welt entwickeln, wie zum Beispiel die Überzeugung, dass die Welt unsicher und unkontrollierbar ist.

Wie erwähnt spielt auch die Art der Traumatisierung für das Erkrankungsrisiko eine Rolle. So ist sexuelle Gewalt ein besonders potenter Auslöser: 46 % der Frauen und 65 % der Männer erkrankten an einer PTBS nach einem sexuellen Trauma (Kessler et al., 1995). Ein hohes Risiko bergen auch Kampfeinsätze im Krieg, körperliche Angriffe oder Zeuge zu sein, wie ein anderer getötet wird. Dagegen tritt PTBS nach Naturkatastrophen, Bränden und Unfällen seltener auf (Saigh, 1984). Ob Betroffene von Katastrophen eine PTBS entwickeln, scheint ganz entscheidend davon abzuhängen, wie nah sie – während des Traumas – Tod oder Verletzungen gekommen sind.

Wie häufig entsteht PTBS nach einem Trauma?

PTBS entsteht in:
- 50 %–65 % der Fälle nach direkt erlebten Kriegserlebnissen mit persönlicher Gefährdung
- 50 %–55 % der Fälle nach Vergewaltigungen und sexuellem Missbrauch
- 3 %–11 % der Fälle nach Verkehrsunfällen

- ca. 5 % der Fälle nach Natur-, Brand-, Feuerkatastrophen
- 2 %–7 % der Fälle, die Zeuge von Unfällen und Gewalthandlungen wurden. (O'Brien, 1998)

Wann entsteht aus den Risikofaktoren eine Störung?

Nun zu den Faktoren, die nach dem Trauma zur Entwicklung einer Störung beitragen. Wie bei allen Störungen sind aufrechterhaltenden Faktoren, die zur Verfestigung der Symptome beitragen, von besonderer Bedeutung, da sie für die Therapie oft einen wichtigen Ansatzpunkt bieten. Ansatzpunkte für eine Behandlung der PTBS und Erklärung zur Aufrechterhaltung geben mehrere kognitiv-behaviorale Modelle. Große Übereinstimmung besteht darin, dass die Vermeidung der traumabezogenen Stimuli als ein Schlüsselmechanismus in der Entwicklung der PTBS gesehen wird. Die Bemühungen der Patienten, sich nicht an das schreckliche Erlebnis zu erinnern, verhindern eine emotionale Verarbeitung des Ereignisses. Von entscheidender Bedeutung ist auch, wie die Traumaopfer die Symptome interpretieren, die nach dem Trauma auftreten. Werden diese Symptome (Alpträume, Flashbacks) als normale Reaktion gesehen, schützt dies vor der Entwicklung einer Störung. Werden die Symptome jedoch als bedrohlich interpretiert, z. B. „Ich werde verrückt", dann kommt es zum Versuch, die Symptome zu unterdrücken und Erinnerungen zu vermeiden. Die Kontrollversuche selbst steigern aber wieder die Auftretenswahrscheinlichkeit der „verdrängten" Stimuli (siehe auch Wegner et al., 1993). Ein Teufelskreis wird in Gang gesetzt.

Neben der Vermeidung bilden Denkstile das Herzstück aller kognitiv-behavioralen Erklärungsansätze. Im Mittelpunkt stehen die kognitiven Bewertungen des Traumas. Es kommt zu einer grundlegenden Erschütterung des Glaubens an eine sichere Welt, nun ist es wichtig, wie der Patient die Umstände attribuiert, die zu dem Trauma geführt haben (fühlt er sich schuld am Trauma) und welche Gefühle daraus resultieren (Scham, Hilflosigkeit).

Welche Rolle spielen Gedächtnisprozesse?

Fast alle Theorien berücksichtigen Gedächtnisprozesse, weil diese eine zentrale Rolle bei der Entstehung von PTBS spielen (Brewin et al., 1996 und Ehlers & Clark, 2000). So gehen Ehlers und Clark (2000) davon aus, dass das autobiographische Gedächtnis zentral ist: Die Erinnerungen werden ungenügend elaboriert und integriert. So scheint es vor allem zu einer Speicherung von Sinneseindrücken zu kommen. Das heißt, es werden Bilder, Gerüche, Geräusche ohne ihren inhaltlichen Zusammenhang gespeichert. Dies erschwert die willentliche Erinnerung an das Trauma, da die inhaltliche Speicherung bruchstückhaft ist, und erhöht gleichzeitig das Risiko von Flashbacks bei entsprechenden Sinneseindrücken. So löst ein Geruch plötzlich das Gefühl aus, wieder seinem Vergewaltiger gegenüber zu stehen.

Es gibt eine Reihe von Studien zu Gedächtnisveränderungen nach einem Trauma oder bei andauerndem Stress. Es zeigte sich, dass PTBS-Patienten häufiger eine Veränderung des Gedächtnisses zeigten. Neben den Verhaltensexperimenten gibt es auch Hinweise darauf, dass biologische Prozesse auf das Gedächtnis einwirken. Diese kommen sowohl aus Tierstudien, als auch aus vereinzelten neurokognitiven Studien am Menschen (Bremner et al. 1995; Shin et al. 2004; Starkmann et al. 2003).

Grundsätzlich wird davon ausgegangen, dass es den Betroffenen nicht gelingt, das Trauma als ein extrem unangenehmes, aber nicht mehr akut bedrohliches Ereignis zu sehen. So bleibt den Betroffenen das Gefühl immer und ständig in Gefahr zu sein, obwohl die akute Bedrohung vorbei ist.

Literatur

Maercker, A. (2009). Posttraumatische Belastungsstörungen. Berlin, Springer

Kensinger, E., Steinmetz, M. (2010). Emotion's effects on attention and memory: Relevance to posttraumatic stress disorder. New York, Nova Science Publishers

6

Angststörungen und ihre Behandlung

Angststörungen sind recht gut behandelbar – doch welche Therapie ist wirksam und bei welchen Störungen? Im Allgemeinen sind Kombinationen der Kognitiven und der Verhaltenstherapie besonders effektiv, um die Ängste zu vermindern, vor allem die Konfrontation spielt eine wichtige Rolle in der Behandlung. Diese Ansätze werden ausführlicher dargestellt und Einblicke in spezifische Ansätze für die unterschiedlichen Angststörungen gegeben.

So unangenehm und belastend Angststörungen sind, die gute Nachricht ist, sie sind gut zu behandeln, ihre Behandlung ist eine Erfolgsgeschichte der Psychotherapie. Gerade hier wirken psychologische Maßnahmen besonders gut und nachhaltig. Zwar helfen auch Medikamente, aber oft ist die Psychotherapie den Medikamenten überlegen, bei den spezifischen Phobien wird sogar vom Einsatz von Medikamenten abgeraten.

Wie überprüft man den Behandlungserfolg?

Solche Empfehlungen werden aufgrund wissenschaftlicher Studien und zwar im Allgemeinen so genannter randomisierter, kontrollierter Studien (RCTs, randomized controlled trials) ausgesprochen. Randomisiert wird diese Studienform genannt, weil die Patienten zufällig den verschiedenen Behandlungsformen zugewiesen werden, d. h. Therapie vs. Placebobehandlung, Therapie vs. Warteliste, oder die eine Therapie vs. eine andere Therapieform. Da in der Psychologie, anders als in der Medizin, Placebobehandlungen nicht einfach zu realisieren sind, werden hier häufig psychologische Behandlungen mit einer Warteliste verglichen. Kontrolliert heißen diese Studien, weil die Ergebnisse der Versuchsgruppe mit denen der Kontrollgruppe ohne Intervention oder einer Kontrollintervention verglichen werden. Liegen genügend solcher Behandlungsstudien vor, werden diese in so genannten Metaanalysen gemeinsam betrachtet: Es werden also alle publizierten kontrollierten

Studien zu einem Thema, z. B. einer Störung wie der Panikstörung, ausgewertet. Dann werden möglichst homogene Studien statistisch zusammengefasst, um zu bestimmen, ob eine Behandlung Wirkung zeigt und wie stark der Effekt ist Letzteres wird in der Effektgröße ausgedrückt. Effektgrößen sind ein Maß für die Stärke eines Zusammenhangs.

Der Vorteil solcher Metaanalysen ist, dass die hier gefundenen Effekte im Allgemeinen stabiler sind, weil nun Daten sehr vieler Versuchspersonen in die Auswertung eingehen. Zufällig besonders gute oder schlechte Ergebnisse einer Intervention, die vielleicht zustande kamen, weil die Patientenauswahl nicht repräsentativ war oder die Therapeuten nicht ausreichend geschult waren – oder eben besonders charismatisch – werden hier abgemildert, es entsteht ein zuverlässigeres Bild der Befundlage. Es gibt natürlich auch Nachteile, z. B. werden im Allgemeinen nur kontrollierte Studien veröffentlicht, die → signifikante Effekte gefunden haben. Es könnte also sein, dass sehr viel mehr Studien durchgeführt wurden, die keine Unterschiede fanden, die aber dann nicht veröffentlicht wurden. Dann würde die Wirksamkeit der Verfahren durch eine Metaanalyse überschätzt.

Welche Psychotherapien wirken?

Metaanalysen auf dem Gebiet der Angststörungen haben zum einen gezeigt, dass alle Formen gut zu behandeln sind, nicht alle im gleichen Maße, aber verglichen mit anderen psychischen Störungen, zeigen sich hier die größten Behandlungserfolge. Zum anderen haben sie gezeigt, dass die → Kognitive Therapie, die → Verhaltenstherapie oder die → Kognitive Verhaltenstherapie im Vergleich zu anderen Ansätzen am besten abschneiden. In geringerem Maße helfen Pharmakotherapien. Andere Methoden der Psychotherapie schneiden eher enttäuschend ab, von ein paar Ausnahmen abgesehen, die meistens spezifische Interventionen für einige Störungen betreffen, wie z. B. → EMDR (Eye Movement Desensitization and Reprocessing) bei der PTBS. Die weitere gute Nachricht ist, dass die Therapieerfolge anhaltend sind, bei einer kognitiven Verhaltenstherapie, sind selbst nach mehreren Jahren kaum Rückfälle zu berichten. Aber auch wenn die Mehrheit der Patienten mit Hilfe einer Psychotherapie ihre Angststörung bewältigt, kann doch nicht allen geholfen werden. 20 % bis manchmal 50 % der Patienten geht es nach der Therapie nicht wirklich besser. Es besteht also nach wie vor der Bedarf an der Entwicklung neuer, weiter verbesserter Therapien.

Welche Therapie für welche Störung?

Besonders gut wirkt die Kognitive Verhaltenstherapie bei der → Panikstörung mit oder ohne Agoraphobie, vielen Patienten kann hier dauerhaft geholfen werden. Die Effekte für diese Art von Psychotherapie sind deutlich größer als die der Behandlung mit Medikamenten. Ähnlich gut sind die Effekte für die Soziale Phobie – vor allem wenn nur wenige Situationen (z. B. der Bereich „Performance", „Leistung", also beispielsweise eine öffentliche Rede halten) betroffen sind. Herrscht eine eher generalisierte Angst vor jeglicher Art von sozialen Kontakten vor, ist die Behandlung nicht mehr so erfolgreich. Bei der Behandlung von Traumata ist die Verhaltenstherapie am erfolgreichsten, gefolgt von → EMDR. Ganz besonders erfolgreich ist die Behandlung spezifischer Phobien mit der Verhaltenstherapie, vor allem mit der Konfrontationsbehandlung – allerdings zeigen sich die Erfolge der Therapie oft nicht deutlich direkt nach Ende der Therapie, sondern verzögert; ein halbes Jahr nach Abschluss der Behandlung haben sich 70 %–80 % der Patienten von ihrer Phobie befreien können. Das Problem scheint hier eher zu sein, dass die Betroffenen oft eine Konfrontationsbehandlung ablehnen. Somit könnte den Betroffenen zwar geholfen werden, aber sie gehen erst gar nicht zum Therapeuten. Oder sie fragen zwar um Hilfe, aber da die Angst vor der Konfrontation zu groß ist, werden sie mit anderen Maßnahmen behandelt, die oft nicht helfen. (Barlow, 2002, gibt einen guten Überblick)

Die kognitive Verhaltenstherapie

Weil die Kognitive Verhaltenstherapie so wirksam ist, soll sie im Folgenden etwas ausführlicher dargestellt werden. Der Siegeszug der Psychotherapie begann mit dem Einsatz von verhaltenstherapeutischen Maßnahmen. In der Gründungsphase verstand man unter „Verhaltenstherapie" die Anwendung der durch psychologische Forschung etablierten Prinzipien der Lerntheorien (vgl. Eysenck, 1959). Zwanzig Jahre später umfasste die Verhaltenstherapie bereits behaviorale und kognitive Ansätze (Agras et al., 1979). Grundlegend ist die Idee, dass psychische Störungen zumindest teilweise erlernt sind und wieder verlernt werden können, es kommen also viele übende Verfahren zum Einsatz, z. B. soziales Kompetenztraining oder Kommunikationstraining. Das Vorgehen der Verhaltenstherapie ist also stark problemorientiert.

Definition

„Die Verhaltenstherapie ist eine auf der Grundlage der empirischen Psychologie basierende psychotherapeutische Grundorientierung. Sie umfasst störungsspezifische und -unspezifische Therapieverfahren, die Aufgrund von möglichst hinreichend überprüftem Störungswissen eine systematische Besserung der zu behandelnden Probleme anstreben. Die Maßnahmen verfolgen konkrete und operationalisierte Ziele auf den verschiedenen Ebenen des Verhaltens und Erlebens, leiten sich aus der Störungsdiagnostik und individuellen Problemanalyse ab und setzen an prädispositionierenden, auslösenden und / oder aufrechterhaltenden Problemänderungen an. Die in ständiger Entwicklung befindliche Verhaltenstherapie hat den Anspruch, ihre Effektivität empirisch zu überprüfen." (Margraf & Lieb, 1995, S. 2)

Kombiniert wird die Verhaltenstherapie im Allgemeinen mit der → Kognitiven Therapie. Ziel der Kognitiven Therapie ist es, dysfunktionale Gedanken zu erkennen, die zugrunde liegenden Schemata und Überzeugungen aufzudecken und sie einer strengen Realitätskontrolle zu unterwerfen. Anschließend werden die Gedanken modifiziert und der Realität angepasst. Die Realitätskontrolle, die im Allgemeinen mit Hilfe von Verhaltensexperimenten stattfindet, ist für die Kognitive Therapie von zentraler Bedeutung (Person & Burns, 1985; Hayes et al., 1994). Falls also, z.B. bei der Panikstörung, ein Patient fürchtet, dass der Schwindel ein Zeichen für einen Hirntumor ist, wird mit Hilfe des Hyperventilationstests (Verhaltensexperiment) herausgearbeitet, dass diese Symptome mit der Atmung zusammenhängen. Man sieht also, dass die beiden Ansätze VT und KT Hand in Hand gehen.

Definition

Beck definiert Kognitive Therapie als „die Anwendung von spezifischen kognitiven Störungsmodellen, indem eine Vielzahl von Techniken eingesetzt werden, um dysfunktionale Gedanken und fehlerhafte kognitive Prozesse, die für die Störungen bezeichnend sind, zu modifizieren" (Beck, 1993).

Bei der Behandlung der Ängste scheint vor allem eine Komponente ausschlaggebend am Erfolg der Behandlung beteiligt zu sein, die Konfrontation mit dem gefürchteten Objekt oder der Situation. In den letzten 30–40 Jahren wurde die Konfrontationsbehandlung systematisiert und überprüft. Dabei bewies sie ihre große Effektivität in der Therapie von Angststörungen deutlich. Marks (1987) meinte, sie stelle eine der am besten dokumentierten Erfolgsgeschichten im Bereich der psychischen Gesundheit dar. Studien zeigen, dass bis zu neun Jahren nach der Therapie die einmal erzielten Erfolge im Allgemeinen stabil bleiben und Rückfälle selten sind (vgl. Margraf & Schneider, 1990; Margraf et al., 1993). Grob geschätzt zeigen zwischen 60 % und 76 % der behandelten Patienten langfristig gesehen deutliche Verbesserungen (O´Sullivan & Marks, 1990; Michelson & Marchione, 1991).

Dass man seine Ängste am besten bekämpft, indem man sich mit ihnen konfrontiert, war übrigens schon bekannt, bevor die Verhaltenstherapie „offiziell" entstanden war. So beschrieb etwa Johann Wolfgang von Goethe in seinem autobiographischen Werk „Dichtung und Wahrheit", wie er seine Agoraphobie selbst durch Konfrontation mit Höhen, Friedhöfen, medizinischen Prozeduren oder einsamen Orten heilte (von Goethe, 1970, S. 337–338). Oppenheim empfahl schon 1911, mit den agoraphobischen Patienten zusammen die gefürchteten Plätze zu überqueren, und Freud wies 1917 auf die große Bedeutung konfrontativer Maßnahmen bei Phobien hin (Freud, 1917, S. 191). Die Konfrontationstherapie kommt bei allen Angststörungen, angepasst an die jeweilige Problematik, zum Einsatz. Bei spezifischen Phobien und der Agoraphobie wird in vivo mit dem Objekt bzw. der gefürchteten Situation konfrontiert, bei der Panikstörung mit inneren Körpersymptomen, bei beispielsweise einem Sauberkeitszwang mit Schmutz, bei der Posttraumatischen Belastungsstörung oder bei Gedankenzwängen wird in sensu – in der Vorstellung – konfrontiert.

Regeln und Vorgehen bei der Verhaltenstherapie

Zunächst ein paar ganz allgemeine, wichtige Regeln der Verhaltenstherapie.

Merksatz

Ein wichtiger Therapiegrundsatz ist, dass Patient und Therapeut zusammenarbeiten.

Der Therapieerfolg wird als stark von der Mitarbeit des Patienten abhängig gesehen. Das Vorgehen in der Therapie ist transparent, und der Patient wird sozusagen als „Co-Therapeut" gesehen, dem die Ziele und das Vorgehen genau erläutert werden. Dabei ist es der Verhaltenstherapie wichtig, nicht bei „Problemeinsichten" stehen zu bleiben, sondern Veränderungsprozesse in Gang zu setzen, d.h. es reicht nicht zu wissen, warum man Angst hat, wichtig ist, dass man sich anders verhält, etwas gegen die Angst unternimmt. Generell ist es ein Ziel der Verhaltenstherapie dem Patienten zu helfen, seine Probleme eigenständig zu lösen, d.h. Problemlösefertigkeiten zu vermitteln, die der Patient zur Selbsthilfe einsetzen kann. Bei der Konfrontationstherapie ist somit das Ziel, dass der Patient lernt, seinen Ängsten entgegenzutreten und das Vermeidungsverhalten aufzugeben.

Das Standardvorgehen bei spezifischen Phobien wurde von Öst (1997) entwickelt und ist sehr gut überprüft (Öst, 1996). Der zeitliche Rahmen der Therapie besteht aus mindestens einer Sitzung vor der Konfrontation, in der eine genaue Verhaltensanalyse durchgeführt und das Rational vermittelt wird, der so genannten kognitiven Vorbereitung. Bei der kognitiven Vorbereitung steht eine → Verhaltensanalyse im Vordergrund, bei der vor allem die katastrophalen Befürchtungen der Patienten genauer erfragt und diskutiert werden. Was meint der Patient könne passieren, wenn er beispielsweise auf eine Spinne trifft? Auch die Rolle des Vermeidungsverhaltens, das verhindert, dass der Patient neue Erfahrungen macht, wird verdeutlicht. Es wird dargelegt, dass Vermeidung bzw. Sicherheitsverhalten kurzfristig die Erregung verringert, aber langfristig verhindert, dass der Patient die Erfahrung macht, dass die Angst auch ohne Vermeidung aufgrund von "Gewöhnung" (→ Habituation) abklingen wird. Von Übung zu Übung merkt der Patient, dass die Angst von alleine vergeht. Dies steht im Gegensatz zu der Überzeugung des Patienten, dass sich die Angst oder das Unbehagen ohne Ausführung des Sicherheitsverhaltens ins Unermessliche steigern und unerträglich wird. In der Therapie macht er nun aber überraschend eine ganz andere Erfahrung.

Bei spezifischen Phobien folgt dann eine lange Konfrontationssitzung, bei Agoraphobie mehrere solcher langen Phasen, in denen geübt wird. Während der drei bis vier Stunden sieht der Patient, dass seine Befürchtungen nicht wahr werden, sondern dass sich die Angst im Laufe der Zeit reduziert. Diese ersten intensiven Sitzungen dürfen nur als ein Anfang gesehen werden. Es müssen Übungen in Form von Hausaufgaben folgen, die der Patient alleine vornimmt. Schließlich müssen einer oft jahrelang andauernden Phobie neue Erfahrungen entgegengestellt werden. Der folgende Überblick zeigt eine mögliche Abfolge von Übungen während einer Konfrontationstherapie. Dabei ermutigt der

Therapeut den Patienten immer wieder, die Angst zuzulassen und lobt ihn für jede Annäherung an das gefürchtete Objekt. Der Therapeut ist oft auch ein Vorbild oder Rollenmodell für den Patienten, er zeigt, wie man mit dem Objekt oder der Situation, bzw. mit der Angst, umgehen kann. Für den Erfolg einer Konfrontationstherapie ist es sehr wichtig, dass eine tragfähige Patient-Therapeut-Beziehung besteht. Eine Konfrontation ist für den Patienten immer belastend, unangenehm und aufwühlend. Er braucht viel Mut und das Vertrauen in den Therapeuten, der ihn in dieser schwierigen Aufgabe unterstützt.

Übungsreihenfolge für die Konfrontationsbehandlung einer Schlangenphobie

Schritt 1	Der Therapeut hält die kleinste Schlange am anderen Ende des Raums. Der Patient schildert genau das Aussehen und Verhalten der Schlange.
Schritt 2	Der Therapeut fragt, ob er drei Schritte näher kommen kann.
Schritt 3	Der Therapeut kommt immer näher bis auf Armlänge vom Patienten heran.
Schritt 4	Der Patient berührt die Schlange.
Schritt 5	Der Patient nimmt die Schlange in die Hand.
Schritt 6	Der Patient hält seine Hand vor das Maul der Schlange.
Schritt 7	Der Patient nimmt die Schlange in den Schoß.
Schritt 8	Der letzte Schritt wäre, die Schlange um den Hals zu legen.

Es gibt unterschiedliche Vorgehensweisen bei der Konfrontationstherapie: das graduierte und das massierte Vorgehen. Bei der graduierten Vorgehensweise werden die Situationen, die aufgesucht werden sollen, nach ihrem Schwierigkeitsgrad geordnet und schrittweise von der leichtesten zur schwierigsten Situation geübt (siehe Kasten 3). Beim massierten Vorgehen wird gleich mit einer möglichst schwierigen Situation begonnen und diese solange aufgesucht, bis die Habituation einsetzt. Es gibt Hinweise, dass ein massiertes Vorgehen Vorteile gegenüber einem graduierten Vorgehen bietet (Fiegenbaum, 1986). Etwas mehr Patienten erfahren hier Besserung und auch die Rückfallraten sind geringer. Es muss aber auch erwähnt werden, dass Therapieabbrüche zu Beginn der Therapie beim massierten Vorgehen etwas häufiger sind als beim langsameren graduierten. Zudem gibt es Situationen, in denen nicht massiert vorgegangen werden kann. Zum Beispiel bei dem Patienten mit Schluckphobie (Kap. 4). In diesem Fall musste graduiert vorgegangen werden, weil der Patient nicht in der Lage war, große Tabletten zu schlucken. Im Allgemeinen wird bei der Behandlung von spezifischen Phobien häufiger graduiert und möglichst in vivo vorgegangen (Reinecker, 1993; Öst, 1996). Egal welches Vorgehen man wählt, damit die Konfrontationsbehandlung erfolgreich ist, müssen längere Expositionszeiten (möglichst mehrere Stunden) eingeplant werden oder überhaupt möglich sein. Nur so kann es zur erwünschten Habituation an die ängstigende Situation kommen.

Warum funktioniert die Konfrontation?

Die Konfrontation wirkt wahrscheinlich über mindestens zwei Mechanismen. Zum einen die natürliche Habituation: Wenn der Patient mit dem gefürchteten Stimulus konfrontiert wird, zeigt er zunächst eine sehr starke physiologische Angstreaktion. Diese klingt jedoch (gegeben der Stimulus und der Kontext verändern sich nicht) natürlicherweise langsam ab, die körperliche Erregung lässt nach. Der zweite Mechanismus ist die → kognitive Neubewertung des Stimulus. Der Patient kann die – für ihn neue – Erfahrung machen, dass der Stimulus und vor allem die auftretende Angst ihm nicht schaden, sondern vorübergehen. Gerade dieser zweite Wirkmechanismus scheint besonders wichtig zu sein. Somit ist ein ganz zentraler Punkt der Konfrontationsbehandlung, dass die Kognitionen, die Überzeugungen des Patienten, verändert werden. Die neuen Erfahrungen zwingen den Patienten, die Situation und seine Reaktionen neu zu bewerten.

Behandlung des Paniksyndroms

Nach den Erfolgen der Konfrontationsbehandlungen bei phobischen Ängsten herrschte bis in die 80er Jahre Unklarheit darüber, auf welche Weise diese Verfahren auf Angstzustände angewandt werden könnten, bei denen die Betroffenen keine angstauslösenden Reize angeben konnten. Dies änderte sich mit der Erkenntnis, dass bei so genannten „spontanen" Panikanfällen körperinterne Reize als Auslöser der Attacken fungieren. Die meisten der erfolgreichen Therapieprogramme kombinierten die Konfrontation mit internen Reizen (besonders körperlichen Symptomen) mit der Vermittlung von Bewältigungsstrategien und kognitiven Methoden, die auf eine veränderte Interpretation der ursprünglich als bedrohlich erlebten Angstsymptome abzielten. Ein Schwerpunkt der Behandlung ist die Vermittlung von Informationen zur Erklärung der Angstanfälle. Es wird gezeigt, wie sowohl „spontan" auftretende Anfälle als auch starke Angstreaktionen in phobischen Situationen das Ergebnis eines Teufelskreises aus den individuell relevanten körperlichen Symptomen (z. B. Herzrasen, Schwindel), Gedanken (z. B. „Ich könnte verrückt werden") und Verhaltensweisen (z. B. Hyperventilation) sind. Darauf aufbauend wird erläutert, wie dieser Teufelskreis mit Hilfe der Konfrontation durchbrochen werden kann. Für jeden Patienten werden die zentralen Fehlinterpretationen körperlicher Symptome identifiziert und korrigiert. Neben gründlicher Information über die Natur von Angst und Angstanfällen werden praktische Übungen zur Bewältigung angstauslösender Situationen und zur Überprüfung falscher Annahmen über die Bedeutung und Folgen körperlicher Symptome durchgeführt. Patienten werden z. B. angeleitet zu hyperventilieren – dies führt zu relativ heftigen körperlichen Symptomen, die den Symptomen eines Angstanfalls häufig stark ähneln. Mit Hilfe der Hyperventilation wird eine Konfrontation mit den körperlichen Symptomen erreicht. Anschließend wird herausgearbeitet, dass sich manche Symptome wie z. B. der Schwindel, wahrscheinlich auch während eines Angstanfalls durch Hyperventilation erklären lassen. Der Schwindel, der dem Patienten solche Angst macht, weil er fürchtet, gleich ohnmächtig zu werden, ist also eine harmlose Begleiterscheinung eines veränderten Atemrhythmus.

Diese Verfahren wurden hauptsächlich für Patienten mit Paniksyndrom ohne phobisches Vermeidungsverhalten entwickelt, sind jedoch auch sinnvoll bei der Behandlung agoraphobischer Patienten mit „spontanen" Angstanfällen, da Rückfälle bei Agoraphobikern häufig dem Auftreten von einem oder mehreren erneuten Angstanfällen zu folgen scheinen (Gelder & Marks, 1966). Die Kombination von Konfrontationsverfahren mit kognitiven Methoden scheint etwas effektiver zu sein als eine reine Konfrontationsbehandlung. Im Durchschnitt sind 75 %–83 % der Patienten nach der Behandlung angstanfallsfrei. (Margraf & Schneider, 1990)

Behandlung der Sozialen Phobie

Auch die Soziale Phobie lässt sich am erfolgreichsten mit Konfrontationstherapie behandeln, diese ist genauso gut (in einigen Bereichen sogar besser) als eine Kombination von Kognitiver und Verhaltenstherapie. Beide Ansätze sind gut überprüft und erfolgreich. Patienten werden mit sozialen Situationen konfrontiert, z. B. damit, eine Rede zu halten, ein Gespräch zu beginnen etc. Ziel der Kognitiven Therapie ist es, dysfunktionale Gedanken bezüglich der sozialen Situationen zu verändern, z. B. die Annahme des Patienten, dass er sicher versagen wird. Besonders wichtig bei der Konfrontationstherapie bei sozialen Ängsten ist es, auf mögliche Sicherheitssignale zu achten. So versuchen manche Patienten ihre Hände möglichst nicht zu zeigen, so dass andere nicht sehen können, ob die Hände zittern, oder sie tragen eine Jacke, damit man nicht sieht, dass sie schwitzen. Oft sorgt gerade dieses Sicherheitsverhalten dafür, dass Patienten etwas verkrampft erscheinen. Es muss hinterfragt und dann abgebaut werden. Weit verbreitet ist auch das soziale Kompetenztraining für sozial ängstliche Personen. Allerdings muss noch einmal erwähnt werden, dass sozial ängstliche Personen oft über sehr gute soziale Fähigkeiten verfügen – und daher eigentlich ein solches Training nicht benötigen. Andererseits ist das Ziel dieses Trainings, erst in Rollenspielen, dann in vivo, soziale Situationen zu meistern – und somit herrscht auch hier ein stark konfrontatives Element vor.

Behandlung der PTBS

Fast allen Therapieansätzen, die auf die posttraumatische Belastungsreaktion zugeschnitten sind, ist gemeinsam, dass das Trauma aktiv bearbeitet wird, also auch hier eine Form von Konfrontation stattfindet. Dies gilt für die Verhaltenstherapie, aber auch für andere Ansätze. So legt ein einflussreicher, psychodynamisch orientierter Autor auf diesem Gebiet, Horowitz, bei der Behandlung einen Schwerpunkt auf die Bearbeitung und das Wiedererleben des Traumas (z. B. Horowitz, 1976). Er formuliert drei Ziele in der Behandlung der posttraumatischen Belastungsreaktion: dem Patienten zu helfen, seinen Selbstwert zu erhalten, eine realistische Einschätzung und Anpassung an die Situation zu finden und das Trauma emotional zu verarbeiten. Dieses letzte Ziel wird mit Hilfe der Konfrontation befördert.

In der Therapie spricht der Patient wiederholt über das Trauma und die Gefühle, die das Trauma hervorruft. Er stellt sich das Ereignis bildlich vor und hört seine eigenen Erzählungen auf Band an. Häufig wird auch ein allgemeines Angst-Management-Training durchgeführt, indem der Patient lernt, mit dem Stress und der Angst, die durch das Trauma entstanden sind, umzugehen. So werden Atem- und Entspannungstechniken vermittelt, Problemlösetraining und Rollenspiele durchgeführt. Auch bei der PTBS werden oft kognitive Therapieverfahren eingesetzt (Resick & Schnicke, 1993). Wie es bei der Konfrontation häufiger der Fall ist, bleiben die teilweise hohen Abbrecher- und Verweigererzahlen ein Problem. Wird den Patienten in Aussicht gestellt, über das Trauma reden zu müssen, fühlen sie sich leicht überfordert und erscheinen nicht mehr zur Therapie.

Merksatz

Die Kunst der Angstbehandlung besteht also darin, zu lernen, sich der Angst zu stellen, ihr ins Gesicht zu schauen. Es ist die Angst vor der Angst, die die Angststörung am Leben erhält und erst dann, wenn man sich mit der Angst konfrontiert, verschwindet sie.

Patienten müssen sich oft noch lange dem Impuls widersetzen, aus den Situationen zu fliehen, sie zu vermeiden. Manchmal bleibt es ein langes Ringen, aber die Angst ist besiegbar. Umso trauriger ist es, dass nur sehr wenige Patienten mit einer Angststörung wirklich die richtige Behandlung erhalten. Hier besteht noch ein großer Bedarf. Die Angst gehört zum Leben – die Angststörung nicht.

Literatur

Abramowitz, J. S., Deacon B. S. & Whiteside, S. P. (2010). Exposure therapy for anxiety: Principles and practice. New York, Guilford Publishers

Emmelkamp, P. M. G., Bouman, T. K., Scholing, A. & Brezinka, V. (1998.) Angst, Phobien und Zwang: Diagnostik und Behandlung. Göttingen, Hogrefe

Margraf , J., Schneider, S. (2008). Verhaltenstherapie 2: Störungen des Erwachsenenalters. Berlin, Springer

Anhang

Glossar

adaptiv: Angepasst – ausgerichtet auf eine gute Anpassung an die Umgebung.

Affektives Priming: „Affektive Vorbereitung". Begriff aus der Lern- oder experimentellen Forschung; experimentelles Paradigma, bei dem den Versuchspersonen zunächst kurzzeitig ein positiver Reiz gezeigt wird, z.B. eine lächelndes Gesicht, auf den nicht reagiert werden soll. Es folgt ein zweiter Reiz dargeboten, der entweder positiv oder negativ ist, z.B. das Wort „Glück" oder „Krieg", auf den eine Reaktion erfolgt, z.B. die Entscheidung, ob es sich um ein Wort oder nicht handelt. Stimmen Valenz des ersten Reizes (lächelndes Gesicht) und des zweiten Reizes („Glück") überein, erfolgt die Beurteilung des zweiten Reizes schneller.

Agoraphobie: Angst vor Situationen und Orten, in denen eine Flucht schwierig oder peinlich erscheint bzw. in denen Hilfe nur schwer erreichbar wäre (z.B. allein fern von zuhause zu sein, Menschenmengen).

Amygdala: Mandelkern, Hirnstruktur verantwortlich für die schnelle Verarbeitung von emotionalen Informationen, besonders von negativen Reizen.

Angst vor der Angst: Typisch für Panikstörung sowie viele Phobien: Betroffene fürchten z.B. weniger die Spinne, sondern vielmehr ihre extreme Angstreaktion, das Gefühl vor Angst zu sterben, weil man eine Spinne sieht.

Ängstlichkeit: Veranlagung einer Person, auf neue unbekannte Situationen eher ängstlich zu reagieren; Persönlichkeitsmerkmal und überdauernde Verhaltenstendenz.

Angststörungen: Betroffene haben so starke Angst, dass sie in ihrem Leben dadurch beeinträchtigt werden, d.h. sie leiden unter den Ängsten oder sie leiden unter Leistungseinbußen; Ängste sind der objektiven Bedrohung nicht angemessen.

Anxiety: Angst

Anxiolytika: Medikamentengruppe, die primär die Ängste verringern, meistens Beruhigungsmittel. Die verbreiteste Gruppe sind die Benzodiazepine.

Äquipotentialität: Annahme der Lerntheorie, dass alle Reize vergleichbar schnell klassisch konditionierbar sind.

automatische Prozesse der Informationsverarbeitung: Es wird davon ausgegangen, dass automatische Prozesse im Allgemeinen ohne willentliche Beeinflussung, oft auch unbewusst (aber nicht unbedingt), und ohne großen Kapazitätsbedarf ablaufen.

Biofeedback: Methoden, die biologische Vorgänge, die der unmittelbaren Sinneswahrnehmung nicht zugänglich sind (z.B. Blutdrucksteigerung), mit technischen Hilfsmitteln beobachtbar, dem Bewusstsein zugänglich und beeinflussbar machen.

Differentialdiagnose: Abgrenzen einer Diagnose von einer anderen.

Dissoziation: Trennung, Abspaltung, bezeichnet den teilweisen oder völligen Verlust der normalen Integration von Erinnerungen an die Vergangenheit, manchmal auch des Identitätsbewusstseins, der unmittelbaren Empfindungen oder der Kontrolle von Körperbewegungen.

dizygotisch: zweieiige Zwillinge, die aus zwei befruchteten Eizellen entstanden sind.

EEG: Elektroenzephalogramm. Methode zur Messung der summierten elektrischen Aktivität des Gehirns durch Aufzeichnung der Spannungsschwankungen an der Kopfoberfläche.

Ein-Jahres-Prävalenz: Anteil von Personen mit einer bestimmten Störung, die in dem Zeitraum von einem Jahr die Kriterien einer Störung erfüllen.

Elaboration: Ausarbeiten, ausschmücken.

EMDR: Behandlung von traumatisierten Personen (Shapiro). Während der Patient von seinem Trauma erzählt, wird er angeregt, seine Augen relativ schnell und wiederholt von links nach rechts zu bewegen (z. B. wird er instruiert, mit seinen Augen dem sich bewegenden Finger des Therapeuten zu folgen). Dies soll zu einer Integration der mit dem Trauma verbundenen Emotionen und Empfindungen führen.

Emotion: Emotionen sind vererbte und erworbene motivationale Prädispositionen, auf bestimmte innere oder äußere Reize mit subjektivem Erleben, Kognitionen, physiologischer Erregung und Verhalten zu reagieren.

Emotionsregulation: beinhaltet, die verschiedenen Möglichkeiten, die Emotionen selbst zu regulieren oder zu beeinflussen, z. B. durch kognitive Neubewertungen, Sport, Meditation, Ablenkung und Vermeidung.

Endokrinologie: Wissenschaft von den Hormonen.

Fear: Furcht.

Flashbacks: Ein Wiedererleben früherer Gefühlszustände oder einer erlebten sehr emotionalen Situation.

fMRI: Funktionelle Magnetresonanztomographie, bildgebendes Verfahren mit hoher räumlicher Auflösung zur Darstellung von aktivierten Strukturen im Inneren des Körpers, insbesondere des Gehirns.

Furcht: Reaktion auf eine wahrgenommene Bedrohung. Diese ist sehr intensiv, die einhergehende physiologische Erregung sehr stark.

Gefahrenschema: Bezeichnung für eine kognitive Repräsentation, ein mentales Skript (z. B. über den Umgang mit Spinnen); entsteht aufgrund von Vorerfahrungen mit bestimmten Situationen und stellt dann ausgebildete Erwartungen über Gefahren dar, z. B. dass Spinnen extreme Angst auslösen können.

Generalisierte Angststörung (GAS): Chronische, anhaltende Angst, die nicht durch bestimmte Stressoren oder Situationen ausgelöst zu werden scheint. Im Mittelpunkt des GAS stehen die Sorgen, die sich auf verschiedene Lebensbereiche beziehen, oft persönliche Beziehungen, die Arbeit oder auch finanzielle Angelegenheiten.

Habituation: Begriff aus der Lernforschung – bezeichnet die Gewöhnung an einen Reiz.

Hyperventilation: eine über den Bedarf gesteigerte Sauerstoffaufnahme, oft durch zu starkes Einatmen und zu kurzes Ausatmen. Durch eine vertiefte bzw. beschleunigte Atmung kommt es zu einer Abnahme der CO_2-Konzentration im Blut. Betroffene klagen über Luftnot, den Zwang, tief einatmen zu müssen und ein Engegefühl über der Brust. Typisches Zeichen ist ein Kribbeln in den Händen und Füßen, im Extremfall Muskelverkrampfungen der Hände. Hyperventilation hat keine schädigenden körperlichen Folgen.

Hypochondrie: somatoforme Störung, bei der die Betroffenen unter ausgeprägten Ängsten leiden, eine ernsthafte Erkrankung zu haben, ohne dass sich dafür ein objektiver Befund finden lässt.

Imipramin: Arzneistoff aus der Gruppe der trizyklischen Antidepressiva.

Interozeptionsfähigkeit: Die Fähigkeit, körpereigene Reize oder Veränderungen wahrzunehmen.

Intrusionen: Unerwünschtes Eindringen eines Gedankens oder eines Vorstellungsbildes in den Gedankenstrom, verbal, auditiv oder auch visuell in Form von Bildern sein; häufig nach einem psychischen Trauma auf.

kognitive Neubewertung: Stammt aus der Kognitiven Therapie und bedeutet, dass es entweder nach der intensiven Analyse der dysfunktionalen Gedanken oder durch neue Erfahrungen (z. B. in Folge eines Verhaltensexperimentes) zu einer neuen Bewertung der Gedanken kommt.

Kognitive Therapie: Im Mittelpunkt der Kognitiven Therapieverfahren stehen die Kognitionen, die Gedanken. Der Grundgedanke ist, das die Art und Weise, wie wir über eine Situation nachdenken und wie wir sie bewerten, bestimmt, wie wir uns fühlen und verhalten. Ziel der kognitiven Therapie ist es, sich der Gedanken bewusst zu werden, nicht hilfreiche Gedanken zu identifizieren und zu verändern und damit das Verhalten zu verändern.

Kognitive Verhaltenstherapie: Kombination von Ansätzen aus der kognitiven und der Verhaltenstherapie.

komorbid: Gemeinsames Auftreten von zwei oder mehr Krankheiten oder Störungen bei einer Person.

Konkordanzraten: Definieren den Grad der Übereinstimmung, z. B. bei Zwillingen, hinsichtlich bestimmter Merkmale, oder psychischer Störungen.

Lebenszeitprävalenz: Das gebräuchlichste Häufigkeitsmaß der Epidemiologie ist die Prävalenz. Sie bezeichnet den Anteil von Personen mit einer bestimmten Störung, die in einem bestimmten Zeitraum ermittelt wurde. Bei der Lebenszeitprävalenz werden alle Personen einer Stichprobe an einem Stichtag zu Störungen befragt, die irgendwann im Laufe ihres Lebens vorlagen oder noch vorliegen.

Löschung: Auch Extinktion, Verlernen. Fachausdruck aus dem Bereich der Lernforschung für die allmähliche Abschwächung u. schließlich das Ausbleiben einer erlernten Reaktion, dabei wird diese nicht „vergessen“, sondern es wird eine neue Reaktion gelernt, die die alte Lernerfahrung ersetzt.

„mind cure"-Bewegung: Gesundheitsbewegung vor allem in den USA im 19. Jahrhundert, der die Idee zugrunde liegt, das der Geist den Körper heilen kann. Im Mittelpunkt stand das „positive Denken", das helfen soll, körperliche Krankheiten wie z. B. Krebs zu bekämpfen und zu besiegen.

monozygotisch: Eineiige Zwillinge, die aus einer einzigen befruchteten Eizelle entstanden sind.

noradrenerge Transmitter: Transmitter des noradrenergen Systems, z. B. **Noradrenalin,** das den diastolischen und systolischen Blutdruck sowie die peripheren Gefäßwiderstände erhöht und die Herzfrequenz senkt.

Palliation: Hier: Copingstrategie (nach Lazarus); Anpassung der eigenen Reaktionen auf eine Problemsituation.

Panikstörung: Hauptkennzeichen: häufige Angst bzw. Panikanfälle oder die dauerhafte Sorge vor solchen Anfällen. Panikanfälle sind plötzlich auftretende Zustände intensiver Furcht oder Unbehagens mit einer Vielzahl körperlicher und psychischer Symptome und dem Gefühl drohender Gefahr.

pathologische Angst: Als krankhaft bezeichnete Angst (zu extrem, zu belastend, zu einschränkend), die als psychische Störung klassifiziert würde.

persistierend: Anhaltend.

PET scan: Positronen-Emissions-Tomographie, bildgebendes Verfahren der Nuklearmedizin, das Schnittbilder von lebenden Organismen erzeugt, indem es die Verteilung einer schwach radioaktiv markierten Substanz (Radiopharmakon) im Organismus sichtbar macht und damit biochemische und physiologische Funktionen abbildet.

Phobien: Ängste vor einer genau definierten Situation oder einem Objekt.

Posttraumatische Belastungsstörung: Typische Symptome nach dem Erleben einer extrem belastenden Situation, in der das eigene Leben oder die körperliche Unversehrtheit bedroht wurden oder man Zeuge der Bedrohung oder Tötung anderer wurde. Typische Symptome: starke Furcht, Vermeidung von Reizen, die mit dem belastenden Ereignis zusammenhängen, häufiges und intensives Wiedererleben (Alpträume, Tagträume) des Ereignisses, emotionale Taubheit („Abstumpfung") und ein gleichzeitig erhöhtes Erregungsniveau.

Prädisposition: Genetische oder erworbene Veranlagung.

Preparedness: Evolutionär beeinflusste Form des Lernens; entgegen der Äquipotenzannahme (→ Äquipotentialität) ist nicht jeder Reiz in gleichem Maß als konditionierter Reiz geeignet. Manche Reize haben eine schnellere Konditionierung zur Folge. Es wird angenommen, dass diese Reize eine evolutionsbiologisch hervorgehobene Bedeutung haben (z. B. Dunkelheit), im Gegensatz zu anderen, nicht evolutionär beeinflussten Reizen (z. B. Steckdosen).

primary appraisal: „Primäre Bewertung". Erster von drei Schritten des Bewertungsprozesses einer emotionalen Reaktion (nach Lazarus): Erste grobe Bewertung, ob die Situation positiv oder negativ ist.

Priming: „Vorbereitung", Vor-Aktivierung. Stimuli sind z. B. im Gedächtnis leichter abrufbar, weil sie durch einen anderen Reiz bereits vorbereitet wurden (siehe auch affektives priming).

Psychosen: Gruppe von psychischen Störungen, im Allgemeinen einhergehend mit Realitätsverlust, Halluzinationen, Wahnvorstellungen und sozialem Rückzug.

Reappraisal: „Erneute Bewertung". Dritter von drei Schritten des Bewertungsprozesses einer emotionalen Reaktion (nach Lazarus): Ist die Situation erfolgreich bewältigt oder sind erneute Reaktionen erforderlich?

Schreckstarre: Reaktion auf eine gefährliche Situation, indem Lebewesen in völlige motorische Stille verfallen.

secondary appraisal: „Sekundäre Bewertung". Zweiter von drei Schritten des Bewertungsprozesses einer emotionalen Reaktion (nach Lazarus): Welche Handlungsmöglichkeiten bestehen in dieser Situation?

sedierend: Beruhigend, müde machend, einschläfernd.

septohippocampales System: Das neuronale Substrat des BIS (Gray), umfasst Teile des limbischen Systems, des Hippocampus und der Septumkerne.

serotonerge Transmitter: Transmitter des serotonergen Systems. Serotonin, ein biogenes Amin (Indolamin), hat Einfluss auf Stimmung, Schlaf-Wach-Rhythmus, Nahrungsaufnahme, Schmerzwahrnehmung und Körpertemperatur.

Sicherheitsverhalten: Bezeichnet verschiedenste Verhaltensmaßnahmen, die Betroffenen, die unter starker Angst leiden, Sicherheit suggerieren, z. B. das Handy mit gespeicherten Notrufnummern immer griffbereit zu haben.

signifikante Effekte: Bezeichnen einen Unterschied zwischen zwei oder mehreren Bedingungen, der höchstwahrscheinlich nicht durch einen Zufall zustande gekommen ist.

Spontanremissionen: Eine Störung vergeht spontan, ohne dass eine Behandlung erfolgt ist.

strategische Prozesse der Informationsverarbeitung: Strategische Prozesse unterliegen der willentlichen Kontrolle, sind bewusst und brauchen im allgemeinen mentale Kapazität.

Transmission: Übertragung.

Trauma: Verletzung oder Wunde (griech.). Ein psychisches Trauma kann auftreten nach einer Konfrontation mit einem oder mehreren Ereignissen, bei denen die eigene oder eine andere Person von Tod, ernsthafter Verletzung oder Bedrohung der physischen Integrität betroffen ist.

Urangst: Nach Freud die allererste Angst, die der Mensch erlebt, bei der Geburt, durch die Trennung von der Mutter.

Verhaltensanalyse: Grundlage einer verhaltenstherapeutischen Behandlung; bezieht sich auf die Untersuchung der funktionalen Beziehung zwischen Verhalten und Umweltereignissen. Wenn z. B. ein Patient wegläuft, wenn er eine Spinne (Reiz) sieht (Vermeidungsverhalten), so fühlt er sich in sicherer Entfernung weniger ängstlich (negative Verstärkung). Er lernt somit, dass Vermeidung ihm Erleichterung verschafft.

Verhaltenshemmsystem (BIS: behavioural inhibition system): Auch behaviorales Inhibitionssystem (Gray). Ein neuropsychologisches System, das Verhalten hemmt, wenn negative oder auch neuartige Reize anzeigen, dass aversive Konsequenzen für dieses Verhalten drohen könnten.

Verhaltenstherapie: Vielzahl von verschiedenen Methoden und Verfahren, die auf der Anwendung der durch psychologische Forschung etablierten Prinzipien der Lerntheorien beruhen und konkrete und operationalisierte Ziele auf den verschiedenen Ebenen des Verhaltens und Erlebens verfolgen.

Vermeidungsverhalten: Ist darauf ausgerichtet, bestimmte Reize oder Situationen zu vermeiden; eine natürliche Reaktion bei negativen Reizen wie z. B. Schmerz; typischer Begleiter der Angst: Was Angst auslöst, wird vermieden.

Vigilanz: Wachsamkeit.

Vigilanz-Vermeidungs-Muster: Zusammenspiel von schneller Hinwendung der Aufmerksamkeit auf einen Gefahrenreiz und darauf folgender Abwendung davon.

Vulnerabilität: Anfälligkeit, Verletzbarkeit; durch genetische, organisch-biologische, psychische und soziale Faktoren bedingte individuelle Anlage, auf Belastung überdurchschnittlich stark zu reagieren und somit anfälliger für psychische Störungen zu sein.

Vulnerabilitäts-Stress-Modelle: Modelle der Entstehung psychischer Störungen, bei denen neben der Anfälligkeit, Vulnerabilität, auch Stressoren, die die Störung auslösen, berücksichtigt werden. Moderne Varianten fügen noch einen dritten Faktor hinzu, die aufrechterhaltenden Bedingungen.

Zwangsstörungen: betreffen Gedanken und Handlungen. Zwangsgedanken: anhaltende bzw. wiederholte Ideen, Gedanken, Vorstellungen oder Impulse, die den Betroffenen als sehr aufdringlich, anfangs als lästig oder unsinnig erscheinen. Die Patienten versuchen, die Zwangsgedanken zu ignorieren oder durch Rituale zu neutralisieren. Zwangshandlungen: wiederholte, absichtliche und nach festgelegten Regeln bzw. stereotyp ausgeführte Verhaltensweisen, meistens verbunden mit der Absicht, Unannehmlichkeiten oder Katastrophen zu verhindern.

Literatur

Agras, W.S., Kazdin, A.E., Wilson, G.T. (1979). Behavior therapy. Toward an applied clinical science. W. H. Freeman, San Francisco.

Agras, W.S., Sylvester, D., Oliveau, D. (1969). The epidemiology of common fears and phobias. Comprehensive Psychiatry 10, 151–156.

American Psychiatric Association. (1968). DSM-II. Diagnostic and statistical manual of mental disorders. 2. Aufl. APA, Washington.

American Psychiatric Association. (1980). DSM-III. Diagnostic and statistical manual of mental disorders. 3. Aufl. APA, Washington.

American Psychiatric Association. (1994). DSM-IV. Diagnostic and statistical manual of mental disorders. 4. Aufl. APA, Washington.

Andrews, G., Stewart, G., Allen, R., Henderson, A. S. (1990). The genetics of six neurotic disorders. A twin study. Journal of Affective Disorders 19, 23–29.

Baars, B.J. (1986). The cognitive revolution in psychology. Guilford Press, New York.

Barlow, D.H. (1988). Anxiety and its disorders. The nature and treatment of anxiety and panic. Guilford Press, New York.

Barlow, D.H. (2002). Anxiety and its disorders. The nature and treatment of anxiety and panic. 2. Aufl. Guilford press, New York.

Beck, A.T. (1970). Cognitive therapy. Nature and relation to behavior therapy. Behavior Therapy 1, 184–200.

Beck, A.T. (1976). Cognitive therapy and the emotional disorders. International Universities Press, New York.

Beck, A.T. (1993). Cognitive therapy. Past, present, and future. Journal of Consulting & Clinical Psychology 61, 194–198.

Beck, A.T., Emery, G. (1985). Anxiety disorders and phobias. A cognitive perspective. Basic Books, New York.

Becker, E.S., Schneider, S. (1998). Exposure in the treatment of specific phobia of swallowing. Verhaltenstherapie 8, 50–56.

Becker, E.S., Türke, V., Neumer, S., Soeder, U., Krause, P., Margraf, J. (2000). Incidence and prevalence rates of mental disorders in a community sample of young women. Results of the Dresden study. In R. Heeß-Erler, R. Manz & W. Kirch (Hrsg.), Public health research and practice. Report of the Public Health Research Association Saxony (2. Aufl.), (S. 259–292). Roderer, Regensburg.

Biederman, J., Rosenbaum, J.F., Hirshfeld, D.R., Faraone, S.V., Bolduc, E.A., Gersten, M., Meminger, S.R., Kagan, J., Snidman, N., Reznick, J.S. (1990). Psychiatric correlates of behavioral inhibition in young children with parents with and without psychiatric disorders. Archives of General Psychiatry 47, 21–26.

Biederman, J., Rosenbaum, J. F., Jerrold, F., Bolduc, M., Elizabeth, A., Faraone, S.V., Chaloff, J., Hirshfeld, D. R., Kagan, J. (1993). A 3-year follow-up of children with and without behavioral inhibition. Journal of the American Academy of Child & Adolescent Psychiatry 32, 805–821.

Bienvenu, O.J., Eaton, W.W. (1998). The epidemiology of blood-injection-injury phobia. Psychological Medicine 28, 1129–1136.

Boulenger, J.–P., Uhde, T. W., Wolff III, E.A., Post, R.M. (1984). Increased sensitivity to caffeine in patients with panic disorder. Archives of General Psychiatry 41, 1067–1071.

Bower, G.H. (1981). Mood and memory. American Psychologist 36, 129–148.

Boyd, J.H. (1986). Use of mental health services for the treatment of panic disorder. American Journal of Psychiatry 143, 1569–1574.

Brady, K.T. (1997). Posttraumatic stress disorder and comorbidity. Recognizing the many faces of PTSD. Journal of Clinical Psychiatry 58, 12–15.

Bregman, E. (1934). An attempt to modify the emotional attitudes of infants by the conditioned response technique. Journal of Genetic Psychology 45, 169–196.

Bremner, J.D., Krystal, J.H., Southwick, S.M., Charney, D.S. (1995). Functional neuroanatomical correlates of the effects of stress on memory. Journal of Traumatic Stress 8, 527–553.

Brewin, C.R., Dalgleish, T., Joseph, S. (1996). A dual representation model of posttraumatic stress disorder. Clinical Psychology Review 23, 670–686.

Brunello, N., Davidson, J.R.T., Deahl, M., Kessler, R.C., Mendlewicz, J., Racagni, G., Shalev, A.Y., Zohar, J. (2001). Posttraumatic stress disorder. Diagnosis and epidemiology, comorbidity and social consequences, biology and treatment. Neuropsychobiology 43, 150–162.

Carey, G., Gottesmann, I.I. (1981). Twin and family studies of anxiety, phobic and obsessive disorders. In D.F. Klein & J.G. Rabkin (Hrsg.), Anxiety. New research and changing concepts (S. 117–136). Raven, New York.

Carlson, J.G., Hatfield, E. (1991). Psychology of emotion. Harcourt Brace Jovanovich College Publishers, Forth Worth.

Charney, D.S., Heninger, G.R. (1986). Alpha2-adrenergic and opiate receptor blockade. Synergistic effects on anxiety in healthy subjects. Archives of General Psychiatry 43, 1037–1041.

Clark, D.M. (1986). A cognitive approach to panic. Behaviour Research and Therapy 24, 461–470.

Clark, D.M. (1999). Anxiety disorders. Why they persist and how to treat them. Behaviour Research and Therapy 37, 5–27.

Clark, D.M., Salkovskis, P.M., Anastasiades, P. (1990). Cognitive mediation of lactate induced panic. Paper presented at the 24th Annual Convention of the Association for Advancement of Behavior Therapy, San Francisco.

Cook, M., Mineka, S. (1990). Selective associations in the observational conditioning of fear in rhesus monkeys. Journal of Experimental Psychology 16, 372–389.

Craske, M. G. (1999). Anxiety disorders. Psychological approaches to theory and treatment. Westview Press, Boulder.

Craske, M. G., Rowe, M. K. (1997). Nocturnal panic. Clinical Psychology – Science and Practice 4, 153–174.

Curtis, C. G., Magee, W. J., Eaton, W. W., Wittchen, H.–U. (1998). Specific fears and phobias. British Journal of Psychiatry 173, 212–217.

Darwin, C. (1872). The expression of emotions in man and animals. Philosophical Library, New York.

Ehlers, A., Breuer, P. (1992). Increased cardiac awareness in panic disorder. Journal of Abnormal Psychology 101, 371–382.

Ehlers, A., Clark, D. M. (2000). A cognitive model of posttraumatic stress disorder. Behaviour Research and Therapy 38, 319–345.

Ehlers, A., Margraf, J., Davies, S., Roth, W. T. (1988). Selective processing of threat cues in subjects with panic attacks. Cognition and Emotion 2, 201–219.

Ekman, P. (1972). Universals and cultural differences in facial expressions of emotion. In J. Cole (Hrsg.), Nebraska symposium on motivation 1971 (S. 207–283). University of Nebraska Press, Lincoln.

Ekman, P., Friesen, W. V., Ellsworth, P. (1972). What are the similarities and differences in facial behavior across cultures? In P. Ekman (Hrsg.), Emotion in the human face (S. 128–143). Cambridge University Press, Cambridge.

Ellis, A. (1962). Reason and emotion in psychotherapy. Lyle Stuart, New York.

Essau, C. A., Conradt, J., Petermann, F. (2000). Frequency, comorbidity, and psychosocial impairment of specific phobia in adolescents. Journal of Clinical Child Psychology 29, 221–231.

Essau, C. A., Karpinski, N. A., Petermann, F., Conradt, J. (1998). Häufigkeit und Komorbidität von Angststörungen bei Jugendlichen. Ergebnisse von der Bremer Jugendstudie. Verhaltenstherapie 8, 180–187.

Eysenck, H. J. (1959). Learning theory and behavior therapy. Journal of Mental Science 105, 61–75.

Eysenck, M. W. (1992). Anxiety. The cognitive perspective. Lawrence Erlbaum Associates, Hove.

Fiegenbaum, W. E. S. (1986). Possibilities and limitations of group-therapy for agoraphobia. Gruppendynamik-Zeitschrift für angewandte Sozialpsychologie 17, 361–371.

Foa, E. B. (1988). What cognitions differentiate panic disorder from other anxiety disorders? In I. Hand, H. U. Wittchen (Hrsg.). Panic and phobias (2. Aufl.), (159–166). Springer, Berlin.

Foa, E.B., Kozak, M.J. (1986) Emotional processing of fear. Exposure to corrective information. Psychological Bulletin 99, 20–35.

Foa, E.B., Steketee, G., Rothbaum, B.O. (1989). Behavioral / cognitive conceptualizations of post-traumatic stress disorder. Behavior Therapy 20, 155–176.

Frederikson, M., Annas, P., Fisher, H., Wik, G. (1996). Gender and age differences in the prevalence of specific fears and phobias. Behaviour Research and Therapy 34, 33–39.

Freud, S. (1895). Über die Berechtigung von der Neurasthenie einen bestimmten Symptomenkomplex als „Angstneurose" abzutrennen. In S. Freud (Hrsg.). Gesammelte Werke (Bd. 7). Imago, London.

Freud, S.(1917). Wege der Psychoanalytischen Therapie. In S. Freud (Hrsg.). Gesammelte Werke (Bd. 12). Imago, London.

Freud, S.(1926). Hemmung, Symptom und Angst. Internationaler Psychoanalytischer Verlag, Vienna.

Freud, S. (1952). Gesammelte Werke (Bd. 7). Imago, London.

Gardner, H. (1985). The mind's new science. Basic Books, New York.

Gelder, M.G., Marks, I.M. (1966). Severe agoraphobia. A controlled prospective trial of behavior therapy. British Journal of Psychiatry 112, 309–319.

Grant, B.F., Hasin, D.S., Stinson, F.S., Dawson, D.A., Goldstein, R.B., Smith, S., Huang, B., Saha, T.D. (2006). The epidemiology of DSM-IV panic disorder and agoraphobia in the United States. Result from the national epidemiologic survey on alcohol and related conditions. Journal of Clinical Psychiatry 67, 363–374.

Grawe, K., Donati, R., Bernauer, F. (1994). Psychotherapie im Wandel. Von der Konfession zur Profession. Hogrefe, Göttingen.

Gray, J.A. (1971). The psychology of fear and stress. World University Library, London.

Gray, J.A. (1982a). The neuropsychology of anxiety. An enquiry into the functions of the septo-hippocampal system. Behavioral and Brain Sciences 5, 469–534.

Gray, J.A. (1982b). The neuropsychology of anxiety. Oxford University Press, Oxford.

Gray, J.A. (1990). Brain systems that mediate both emotion and cognition. Cognition and Emotion 4, 269–288.

Grünbaum, A. (1984). The foundations of psychoanalysis. A philosophical critique. The University of California Press, Berkeley / London.

Hallam, R.S. (1985). Anxiety. Psychological perspectives on panic and agoraphobia. Academic Press, London.

Harris, B. (1979). Whatever happened to little Albert? American Psychologist 34, 151–160.

Hayes, A. M., Castonguay, L. G., Goldfried, M. R. (1994). The study of change in psychotherapy. A re-examination of the process-outcome correlation paradigm. Comment on Stiles and Shapiro. Journal of Consulting Clinical Psychology 64, 909–919.

Henry, J. P. (1986). Neuroendocrine patterns of emotional response. In R. Plutchik, H. Kellerman (Hrsg.), Emotion. Theory, research, and experience (Vol. 3), (37–60). Academic Press, New York.

Hibbert, G. A. (1984). Ideational components of anxiety. Their origin and content. British Journal of Psychiatry 144, 618–624.

Hope, D. W., Rapee, R. M., Heimberg, R. G., Dombeck, M. J. (1990). Representations of the self in social phobia. Vulnerability to social threat. Cognitive Therapy and Research 14, 177–189.

Horowitz, M. (1976). Stress response syndromes. Aronson, New York.

Hoyer, J., Margraf, J. (2003). Angstdiagnostik. Grundlagen und Testverfahren. Springer, Berlin.

Hugdahl, K., Johnsen, B. H. (1989). Preparedness and electrodermal fear-conditioning. Ontogenetic vs. phylogenetic explanations. Behaviour Research and Therapy 27, 269–278.

Hugdahl, K., Öst, L. G. (1985). Subjective physiological and cognitive symptoms in six different clinical phobias. Personality and Individual Differences 6, 175–188.

James, W. (1884). What is an emotion? Mind 9, 188–205.

Kendler, K. S., Heath, A. C., Martin, N. G., Eaves, L. J. (1987). Symptoms of anxiety and symptoms of depression. Same genes, different environments? Archives of General Psychiatry 44, 451–457.

Kessler, R. C, McGonagle, K. A., Zhao, S. Y., Nelson, C. B., Hughes, M., Eshleman, S., Wittchen, H. U., Kendler, K. S. (1994). Lifetime and 12-month prevalence of DSM-III-R psychiatric disorders in the United States. Archives of General Psychiatry 51, 8–19.

Kessler, R. C, Sonnega, A., Bromet, E., Hughes, M., Nelson, C. B. (1995). Posttraumatic stress disorder in the National Comorbidity Survey. Archives of General Psychiatry 52, 1048–1060.

Klein, D. F. (1980). Anxiety reconceptualized. Comprehensive Psychiatry 21, 411–427.

Klein, D. F. (1993). False suffocation alarms, spontaneous panics, and related conditions. Archives of General Psychiatry 50, 306–317.

Klineberg, O. (1940). Social psychology. Holt, New York.

Klüver, H., Bucy, P. H. (1937). "Psychic blindness" and other symptoms following bilateral temporal lobectomy in rhesus monkeys. American Journal of Physiology 119, 352–353.

La Greca, A.M., Silverman, W.K., Vernberg, E.M., Prinstein, M.J. (1996). Symptoms of posttraumatic stress in children after Hurricane Andrew. A prospective study. Journal of Consulting and Clinical Psychology 64, 71–723.

La Greca, A.M., Prinstein, M.J. (2002). Hurricanes and earthquakes. In A.M. La Greca, W.K. Silverman & M.C. Roberts (Hrsg.), Helping children cope with disaster and terrorism (Vol. 1.), (107–138). American Psychological Association, Washington DC.

Lazarus, R.S. (1966). Psychological stress and the coping process. McGraw-Hill, New York.

Le Doux, J.E. (1996). The emotional brain. The mysterious underpinnings of emotional life. Simon & Schuster, New York.

Le Doux, J.E. (2001). Emotion circuits in the brain. Annual Review of Neuroscience 23, 155–184.

Lelliott, P., Marks, I., McNamee, G., Tobena, A. (1989). Onset of panic disorder with agoraphobia. Archives of General Psychiatry 46, 1000–1004.

Lindal, E., Stefansson, J.G. (1993). The lifetime prevalence of anxiety disorders in Iceland as estimated by the United States Institute of Mental Health diagnostic interview schedule. Acta Psychiatrica Scandinavica 88, 29–34.

MacLeod, C., Rutherford, E., Campbell, L., Ebsworthy, G., Holker, L. (2002). Selective attention and emotional vulnerability. Assessing the causal basis of their association through the experimental manipulation of attentional bias. Journal of Abnormal Psychology 111, 107–123.

Maercker, A. (2009). Psychologische Modelle. In A. Maercker (Hrsg.), Posttraumatische Belastungsstörungen (3. Aufl.), (S. 33–51). Springer, Berlin.

Magee, W.J., Eaton, W.W., Wittchen, H.U., McGonagle, K.A., Kessler, R.C. (1996). Agoraphobia, simple phobia, and social phobia in the National Comorbidity Survey. Archives of General Psychiatry 53, 159–168.

Mahoney, M.J., Lyddon, W.J. (1988). Recent developments in cognitive approaches to counseling and psychotherapy. Counseling Psychologist 16, 190–234.

Margraf, J., Barlow, D.H., Clark, D.M., Telch, M.J. (1993). Psychological treatment of panic. Work in progress on outcome, active ingredients, and follow-up. Behaviour Research and Therapy 31, 1–8.

Margraf, J., Ehlers, A. (1989a). Etiological models of panic. Medical and biological aspects. In R. Baker (Hrsg.), Panic disorder. Theory, research, and treatment (145–203). John Wiley & Sons, Oxford.

Margraf, J., Ehlers, A. (1989b). Etiological models of panic. Psychophysiological and cognitive aspects. In R. Baker (Hrsg.). Panic disorder. Theory, research, and treatment (S. 205–231). John Wiley & Sons, Oxford. Margraf, J., Ehlers, A., Roth, W.T. (1986). Sodium lactate infusions and panic attacks. A review and critique. Psychosomatic Medicine 48, 23–51.

Margraf, J., Lieb, R. (1995). What is behavior therapy? Forward-looking recharacterization. Zeitschrift für Klinische Psychologie – Forschung und Praxis 24, 1–7.

Margraf, J., Schneider, S. (1990). Panik, Angstanfälle und ihre Behandlung. Springer, Berlin.

Marks, I. M. (1986). Genetics of fear and anxiety disorders. British Journal of Psychiatry 149, 406–418

Marks, I. M. (1987). Fears, phobias, and rituals. Oxford University Press, Oxford.

Marks, I. M., Gelder, M. G. (1966). Different ages of onset in varieties of phobia. American Journal of Psychiatry 123, 218–221.

Mathews, A., MacLeod, C. (2005). Cognitive vulnerability to emotional disorders. Annual Review of Clinical Psychology 1, 167–195

McNally, R. J., Riemann, B. C., Kim, E. (1990). Selective processing of threat cues in panic disorder. Behaviour Research and Therapy 28, 407–412.

McNally, R. J., Steketee, G. S. (1985). The etiology and maintenance of severe animal phobias. Behaviour Research and Therapy 23, 431–435.

Mead, M. (1975). Review of Darwin and facial expression. Journal of communication 25, 209–213.

Meichenbaum, D. (1985). Stress inoculation training. Pergamon Press, New York.

Merten, J. (2003). Einführung in die Emotionspsychologie. Kohlhammer, Stuttgart.

Mesquita, B., Frijda, N. H. (1992). Cultural variations in emotions. A review. Psychological Bulletin 112, 179–204.

Meuret, A. E., Wilhelm, F. H., Ritz, T., Roth, W. T. (2008). Feedback of end-tidal pCO_2 as a therapeutic approach for panic disorder. Journal of Psychiatric Research 42, 560–568.

Meyer, C., Rumpf. H. J., Hapke, U., John, U. (1998). Regionale Unterschiede in der Prävalenz riskanten Alkoholkonsums. Sekundärananalyse des Gesundheitssurvey Ost-West. Gesundheitswesen 60, 486–492.

Meyer, C., Rumpf, H. J., Hapke, U., John, U. (2000). Lebenszeitprävalenz psychischer Störungen in der erwachsenen Allgemeinbevölkerung. Nervenartz 71, 535–542.

Michels, R., Frances, A., Shear, K. (1985). Psychodynamic models of anxiety. In J. Maser & A. Tuma (Hrsg.), Anxiety and the anxiety disorders (S. 596–618). Erlbaum, Hillsdale.

Michelson, L. K., Marchione, K. (1991). Behavioral, cognitive, and pharmacological treatments of panic disorder with agoraphobia. Critique and synthesis. Journal of Consulting & Clinical Psychology 59, 100–114.

Mineka, S., Cook, M. (1993). Mechanisms involved in the observational conditioning of fear. Journal of Experimental Psychology. General 122, 23–38.

Mineka, S., Davidson, M., Cook, M., Keir, R. (1984). Observational conditioning of snake fear in rhesus monkeys. Journal of Abnormal Psychology 93, 355–372.

Mowrer, O.H. (1947). On the dual nature of learning – A reinterpretation of „conditioning“ and „problem-solving“. Harvard Educational Review 17, 102–148.

Mowrer, O.H. (1960). Two-Factor learning theory. Versions One and Two. In O.H. Mowrer (Hrsg.), Learning theory and behavior. John Wiley & Sons Inc, Hoboken.

Muris, P., Merckelbach, H., de Jong, P., Ollendick, T.H. (2002). The etiology of specific fears and phobias in children. A critique of the non-associative account. Behaviour Research and Therapy 40, 185–195.

Oatley, K., Keltner, D., Jenkins, J.M. (2006). Understanding emotions (2. Aufl). Blackwell, Malden

O'Brien, L.S. (1998). Traumatic events and mental health. Cambridge University Press, Cambridge

Olatunji, B.O., Cisler, J.M., Tolin, D.F. (2007). Quality of life in the anxiety disorders. A meta-analytic review. Clinical Psychology Review 27, 572–581

Oppenheim, H. (1911). Text-book of nervous diseases for physicians and students(5. Aufl.). Schulze & Company, Edinburgh.

Öst, L.G. (1987). Age of onset in different phobias. Journal of Abnormal Psychology 96, 223–229.

Öst, L.G. (1996). One-session group treatment of spider phobia. Direct vs. indirect treatments. Behaviour Research and Therapy 24, 707–715.

Öst, L.G. (1997). Rapid treatment of specific phobias. In G.C.L. Davey (Hrsg.). Phobias. A handbook of theory, research, and treatment (S. 227–247) Wiley, Chichester.

Öst, L. G., Hugdahl, K. (1981). Acquisition of phobias and anxiety response patterns in clinical patients. Behaviour Research and Therapy 19, 439–447.

O'Sullivan, G., Marks, I.M. (1990). Long-term outcome of phobic and obsessive compulsive disorders after exposure. A review chapter. In R. Noyes, M. Roth & G. Burrows (Hrsg.). Handbook of Anxiety (vol. 4.), (S. 87–108). Elsevier, Amsterdam.

Paul, D.B., Blumenthal, A.L. (1989). On the trail of Little Albert. The Psychological Record 39, 547–553

Perkonigg, A., Kessler, R. C., Storz, S., Wittchen, H. U. (2000). Traumatic events and post-traumatic stress disorder in the community. Prevalence, risk factors and comorbidity. Acta Psychiatrica Scandinavica 101, 46–59

Person, J.B., Burns, D.D. (1985). Mechanisms of action of cognitive therapy. The relative contributions of technical and interpersonal interventions. Cognitive Therapy and Research 10, 539–551.

Pilkonis, P.A., Zimbardo, P.G. (1979). The personal and social dynamics of shyness. In C. A. Izard (Hrsg.), Emotions in personality and psychopathology (S. 122–160). Plenum Press, New York.

Plutchik, R. (1980). Emotion, a psychoevolutionary synthesis. Harper & Row, New York.

Popper, K. (1962). Conjectures and refutations. Basic Books, New York.

Rachman, S. (1977). The conditioning theory of fear-acquisition. A critical examination. Behaviour Research and Therapy 15, 389–395.

Rachman, S. (1991). Neo-conditioning and the classic theory of fear acquisition. Clinical Psychology Review 11, 155–173.

Rachman, S. (2004). Anxiety. 2. Aufl. Psychology Press, New York.

Regier, D.A., Rae, D.S., Narrow, W.E., Kaelberger, C.T., Schatzberg, A.F. (1998). Prevalence of anxiety disorders and their comorbidity with mood and addictive disorders. British Journal of Psychiatry 173, 24–28.

Reinecker, H. (1993). Phobien. Hogrefe, Göttingen

Reiss, D., Plomin, R., Hetherington, E.M. (1991). Genetics and psychiatry. An unheralded window on the environment. American Journal of Psychiatry 148, 283–291.

Resick, P.A., Schnicke, M.K. (1993). Cognitive processing therapy for rape victims. A treatment manual. Sage Publications, Newbury Park.

Roth, M. (1984). Agoraphobia, panic disorder and generalized anxiety disorder. Some implications of recent advances. Psychiatric Developments 2, 31–52.

Roth, W.T. (2010). Diversity of effective treatments of panic attacks. What do they have in common? Depression and Anxiety 27, 5–11.

Ruhmland, W., Margraf, J. (2001). Effektivität psychologischer Therapien von Panik und Agoraphobie. Meta-Analysen auf Störungsebene. Verhaltenstherapie 11, 41–53.

Saigh, P.A. (1984). An experimental analysis of delayed posttraumatic stress. Behaviour Research and Therapy, 679–682.

Schachter, S. (1964). The interaction of cognitive and physiological determinants of emotional state. In L. Berkowitz (Hrsg.). Advances in Experimental Social Psychology (Vol. 1), (S. 49–80). Academic Press, New York.

Schneider, S., Margraf, J. (2005). Diagnostisches Interview bei psychischen Störungen (DIPS) (3. Aufl.). Springer, Berlin.

See, J., MacLeod, C., Bridle, R. (2009). The reduction of anxiety vulnerability through the modification of attentional bias. A real-world study using a home-based cognitive bias modification procedure. Journal of Abnormal Psychology 118, 65–75.

Seligman, M.E. (1971). Phobias and preparedness. Behavior Therapy 2, 307–320.

Seligman, M.E. (1988). Competing theories of panic. In S. Rachman, J.D. Maser (Hrsg.), Panic. Psychological perspectives. Erlbaum, New Jersey.

Sheehan, D.V. (1982a). Current views on the treatment of panic and phobic disorders. Drug Therapy 12, 179–193

Sheehan, D.V. (1982b). Panic attacks and phobias. New England Journal of Medicine 307, 156–158.

Shin, L.M., Shin, P.S., Heckers, S., Krangel, T.S., Macklin, M.L., Orr, S.P., Lasko, N., Segal, E., Makris, N., Richert, K., Levering, J., Schacter, D.L., Alpert, N.M., Fischman, A.J., Pitman, R.K., Rauch, S.L. (2004). Hippocampal function in posttraumatic stress disorder. Hippocampus 14, 292–300.

Spielberger, C.D. (Hrsg.) (1966). Anxiety and behavior. Academic Press, New York.

Starcevic, V., Bogojevic, G. (1997). Comorbidity of panic disorder with agoraphobia and specific phobia. Relationship with the subtypes of specific phobia. Comprehensive Psychiatry 38, 315–320.

Starkman, M.N., Giodani, B., Gebarski, S.S., Berent, S., Schork, M.A., Schteingart, D.E. (2003). Decrease in cortisol reverses human hippocampal atrophy following treatment of Cushing's disease. Biological Psychiatry 46, 1595–1602.

Taylor, C.B., King, R., Ehlers, A., Margraf, J., Clark, D., Hayward, C., Roth, W.T., Agras, S. (1987). Treadmill exercise test and ambulatory measures in panic attacks. The American Journal of Cardiology 18, 48–52.

Taylor, C. B., Sheikh, J., Agras, W. S., Roth, W. T., Margraf, J., Ehlers, A., Maddock, R. J., Gossard, D. (1986). Ambulatory heart-rate changes in patients with panic attacks. American Journal of Psychiatry 143, 478–482.

Torgerson, S. (1983). Genetic factors in anxiety disorders. Archives of General Psychiatry 40, 1085–1089.

True, W.R., Rice, J., Eisen, S.A., Heath, A.C., Goldberg, J., Lyons, M.J., Nowak, J. (1993). A twin study of genetic and environmental contributions to liability for posttraumatic stress symptoms. Archives of General Psychiatry 50, 257–264.

Turner, S.M., Beidel, D.C., Townsley, R.M. (1990). Social phobia – Relationship to shyness. Behaviour Research and Therapy 28, 497–505.

von Goethe, J.W. (1970). Aus meinem Leben. Dichtung und Wahrheit. Akademie-Verlag, Berlin.

Watson, J., Rayner, R. (1920). Conditioned emotional reactions. Journal of Experimental Psychology 3, 1–22.

Wegner, D.M., Erber, R., Zanakos. S. (1993). Ironic processes in the mental control of mood and mood-related thought. Journal of Personality and Social Psychology 65, 1093–1104.

Weiskrantz, L. (1956). Behavioral changes associated with ablation of the amygdaloid complex in monkeys. Journal of Comparative and Physiological Psychology 49, 381–391.

Westphal, C. (1871). Die Agoraphobie. Eine neuropathische Erscheinung. Archiv für Psychiatrie und Nervenkrankheiten 3, 138–161.

Williams, J., Watts, F., MacLeod, C., Mathews, A. (1997). Cognitive psychology and emotional disorders. 2. Aufl. Wiley, Chichester.

Wittchen, H.U., Jacobi, F. (2005). Size and burden of mental disorders in Europe. A critical review and appraisal of 27 studies. European Neuropsychopharmacology 15, 357–376.

Wittchen, H.U., Nelson, C.B., Lachner, G. (1998). Prevalence of mental disorders and psychosocial impairments in adolescents and young adults. Psychological Medicine 28, 109–126.

Zajonc, R.B. (1980). Feeling and Thinking. Preferences need no inferences. American Psychologist 35, 151–175.

Zubin, J., Spring, B. (1977). Vulnerability. A new view of schizophrenia. Journal of Abnormal Psychology 86, 103–126.

Zucker, D., Taylor, C.B., Brouillard, M., Ehlers, A., Margraf, J., Telch, M., Roth, W.T., Agras, W.S. (1989). Cognitive aspects of panic attacks. Content, course and relationship to laboratory stressors. British Journal of Psychiatry 155, 86–91.

Register